Jürgen Seibold

Mein perfektes Ich kann mich mal

PIPER

Jürgen Seibold

Mein perfektes Ich kann mich mal

Roman

PIPER

Mehr über unsere Autorinnen, Autoren und Bücher:
www.piper.de

Wenn Ihnen dieser Roman gefallen hat, schreiben Sie uns unter Nennung des Titels »Mein perfektes Ich kann mich mal« an *empfehlungen@piper.de*, und wir empfehlen Ihnen gerne vergleichbare Bücher.

Die Kapiteltitel und einige andere gekennzeichnete Textpassagen sind Zitate aus dem Ratgeber »Powerboring« von Daniel Birchert und wurden vom Autor für diesen Roman freundlicherweise zur Verfügung gestellt. Weitere Infos zum Ratgeber finden Sie auf www.powerboring.de

Alle von Jürgen Seibold lieferbaren Titel finden Sie auf Seite 304.

Originalausgabe
ISBN 978-3-492-31454-1
November 2022

Redaktion: Kerstin von Dobschütz
Satz: psb, Berlin
Gesetzt aus der Minion Pro
Druck und Bindung: CPI books GmbH, Leck
Printed in the EU

Für alle, die ihr Ziel auf krummen Wegen erreichen.

Manchmal muss viel schiefgehen,
bis man ankommt, wo man hingehört.

KAPITEL 1

TU ERST EINMAL … NICHTS

Ich mag den Winter nicht. Selbst als Student verlässt du an manchen Tagen das Haus im Dunkeln und kehrst auch erst im Dunkeln zurück. Heute war offenbar wieder so ein Tag. Der Wecker drückte mir die Stimme eines übertrieben gut gelaunten Radiomoderators ins Ohr, und es war zappenduster.

Als ich nach der Uhrzeit sehen wollte, fiel mir auf, dass ich die Augen noch geschlossen hatte, danach wurde es zwar heller, aber nicht besser. Die Sonne stand genau zwischen den beiden Hochhäusern auf der anderen Straßenseite an einem klaren Himmel und flutete mein Zimmer mit grellen Strahlen. Der Sweater auf der Stuhllehne warf einen langen Schatten quer durchs Zimmer, über die Jeans und die Socken hinweg, die ich auf dem Weg zum Bett verloren hatte, bis zur Tür. Links und rechts davon tanzten Staubflusen im Sonnenlicht, und in den beiden Gläsern im Bücherregal hatten sich die Rotweinpfützen über Nacht als dunkle Ränder festgesetzt.

Zwei Gläser … Ich dachte vorsichtig nach, um das leichte Hämmern in meinem Kopf nicht zu verschlimmern. Nach einer Weile hatte ich den Verlauf des Abends wieder rekonstruiert, nur meine Freundin Shari selbst war weg. Ich schob die Hand unter der Decke zur anderen Seite des Bettes. Alles kalt, sie war wohl schon vor Stunden gegangen. Im Dunkeln, vermutlich. Scheißwinter.

Ich schwang die Beine über die Bettkante und verschaffte mir trotz der frühen Uhrzeit einen groben Überblick über den Tagesplan. Die ersten beiden Vorlesungen waren schon vorbei, zum Tutorium würde ich es gerade noch schaffen, wenn ich mich beeilte. Aber ich hatte auch vorgestern keine Lust gehabt, mich zu beeilen, also würden mir für die heutige Einheit ohnehin die Grundlagen fehlen. Deshalb war noch Zeit für ein gemütliches Frühstück im *Bogey.* Ich ging gern dorthin, aber heute blieb mir sowieso keine andere Wahl, weil es in meinem Viertel nirgendwo sonst nach fünfzehn Uhr noch Frühstück gab.

Die anderen sah ich schon von Weitem am großen Tisch beisammensitzen, und keiner von ihnen sah wacher aus, als ich mich fühlte. Ich zog mir einen Stuhl heran, gab der Bedienung das übliche Zeichen und machte es mir zwischen Frans und Hoby gemütlich.

»Auch schon aus dem Bett gefallen«?, fragte Frans zwischen zwei Bissen Croissant und zwinkerte mir gutmütig zu. Er war ein hagerer Typ mit ungesund fahler Gesichtsfarbe, und aus seiner Heimatstadt Rotterdam hatte er einen holländischen Akzent und erstaunlicherweise ein Faible für die Fußballer von Bayern München mitgebracht.

»Mpfbrmm…«, brummte Hoby und kaute weiter an seinem dick belegten Sandwich mit viel Wurst und wenig Grünzeug. Seinem unstillbaren Hungergefühl verdankte er die dicken Backen und die Wampe, seiner Mutter drei ungeliebte Vornamen und den sperrigen Familiennamen Hommel-Büsenreither. Den hatte auch sein Vater annehmen müssen, weil die Hommel-Büsenreither'sche Linie sich auf einen Kaufmann zurückverfolgen ließ, der vor knapp fünfhundert Jahren eine große Nummer in der Hansestadt Lübeck gewesen war. (Als ich spaßeshalber mal recherchierte, fand ich heraus: Hobys Urahn war mit schuld daran, dass Lübeck im 16. Jahrhundert seinen Ruf als »Königin der Hanse« verlor. Hoby hat das köstlich amüsiert, aber er hat sich bis heute nicht getraut, seiner Mutter die Geschichte zu erzählen.)

Mir gegenüber lümmelten Gerry und Seb auf ihren Stühlen. Gerry war ein Jahr nach seinem Schulfreund Frans in die Stadt gekommen. Er hatte sich mit Gelegenheitsjobs einen zehnmonatigen Aufenthalt in Australien und Neuseeland finanziert und arbeitete auch während seines Studiums; für einen Sicherheitsdienst drüben im Gewerbegebiet schob er zwei-, dreimal die Nacht Wache auf dem Gelände eines Messebauers. Seb wiederum stammte aus meiner Gegend, er arbeitete als Techniker für eine kleine TV-Klitsche und hatte erst vor ein paar Monaten ein Zimmer in einer WG bezogen, direkt über Hobys großzügiger Junggesellenbude. Das Haus gehörte natürlich den Hommel-Büsenreithers.

»Musst du nicht arbeiten?«, fragte ich Seb, weil er als Einziger in der Runde einen geregelten Tagesablauf hatte.

»Gestern Abend kam ein Motivationsguru ins Studio, der so gut drauf war, dass wir gleich sechs Zwanzigminüter mit ihm in einem Rutsch aufgenommen haben. *Mach dein Leben zu deinem!* – das wird eine Serie mit Lifehacks und so. Die Aufnahmen gingen bis halb vier, danach hat die Producerin dem Team für heute freigegeben.«

»So nett hast du bisher noch keine deiner Chefinnen beschrieben.«

»Na ja, eigentlich standen für heute nur die Lifehack-Folgen drei bis sechs auf dem Plan, und die hatten wir ja schon im Kasten.«

»Und, hast du was gelernt fürs Leben?«

»Nichts, das ich nicht schon wusste. Bleib dir und deinen Zielen treu, sei hartnäckig, nimm auch mal Umwege in Kauf, wenn es sein muss – so was halt. Du merkst schon: Auch dieser Typ hat das Rad nicht neu erfunden, aber seine Bücher verkaufen sich gut, da will sich die Produktionsfirma dranhängen.«

»Und dafür sucht ihr jetzt einen Sender?«

»Der Geschäftsführer hat wohl schon einen an der Angel.« Seb nannte einen kleinen Privatsender und zuckte mit den Schultern. »Damit wollen sie wohl den Fuß in die Tür bekommen. Und mir wär's natürlich recht, wenn's klappen würde. Ich habe inzwischen einen ganz guten Stand in dem Laden, aber das nützt mir nur etwas, solange die nicht dichtmachen müssen.«

»Wird schon gut gehen«, sagte ich und prostete ihm mit meiner Tasse zu.

»Ja, wird's schon. Bis dahin beherzige ich die zentrale Regel unseres Gurus: Ich fahre vollen Einsatz in allem, was ich anpacke.«

Ich winkte ab.

»Das wär nichts für mich«, versetzte ich lachend.

Die anderen hatten sich munter unterhalten, aber plötzlich wurde es still am Tisch. Hoby stieß mich an und deutete zum Eingang, durch den gerade zwei schlanke, groß gewachsene junge Frauen das *Bogey* betraten. Die beiden plapperten und lachten in einem fort und schienen niemanden um sich herum wahrzunehmen. Eine der beiden war Shari. Sie hatte mich schon gesehen und mir kurz zugenickt.

»Kennst du die beiden etwa«?

Hoby war fassungslos.

»Nur die mit den schwarzen Locken«, sagte ich. Hier am Tisch wusste niemand, dass ich seit einiger Zeit mit Shari zusammen war, und ich sah auch jetzt keine Notwendigkeit, es den Jungs auf die Nase zu binden. Die vier konnten peinlich sein, und Hoby tat alles dafür, diesen Ruf zu untermauern. Er starrte wie hypnotisiert zum Tresen hinüber, und sein Blick zielte sicher nicht auf die blank polierte Kaffeemaschine.

Shari und ihre Freundin erklärten dem Barista, wie sie ihren Coffee to go gern hätten. Hoby schluckte und machte keine Anstalten, seinen Blick von ihren Rückseiten zu lösen. Und weil er das auch nicht rechtzeitig schaffte, als die beiden bezahlten und sich umdrehten, erntete er ein spöttisches Grinsen, das auf Sharis hübschem Gesicht noch ein bisschen frecher aussah als auf dem ihrer Begleiterin. Dann kamen die beiden langsam zu unserem Tisch. Hoby wurde mit jedem ihrer Schritte kleiner und begann zu schwitzen. Die beiden blieben stehen und sahen auf ihn hinunter. Hoby schluckte trocken und wusste gar nicht, wohin mit seinen Blicken.

»Mal davon abgesehen«, setzte die Brünette schließlich an, »dass es nicht besonders höflich ist, Frauen auf den Arsch zu starren: Jetzt könntest du dir alles aus der Nähe anschauen.«

Sie hatte freundlich geklungen, ein bisschen amüsiert und nicht verärgert, aber Hoby war die ganze Situation so peinlich, dass er sich am liebsten in Luft aufgelöst hätte. Die anderen feixten, Shari zwinkerte mir zu, blieb aber auf Abstand. Ich hatte ihr schon von den Jungs an diesem Tisch erzählt, und sie war schnell mit mir einer Meinung darüber gewesen, dass sie nichts von unserer Beziehung wissen mussten.

»Ich bin Jennifer, das ist meine Freundin Shari – und du heißt?«

Hoby musste sich zweimal räuspern, bis er seinen Spitznamen verständlich hervorbrachte.

»Schön, Hoby«, sagte Jennifer und streckte ihm die Hand hin. Hoby ergriff sie zögernd. »Falls du mir gleich wieder auf den Hintern starrst, wenn ich mit Shari den Kaffee hole und wir diesen Laden verlassen …«

»Mach ich nicht, versprochen«, sagte er schnell.

»… dann hast du wenigstens einen Namen für deine Fantasien, Hoby. Und das nächste Mal: erst vorstellen, dann starren, okay?«

Hoby nickte und schwitzte. Jennifer zwinkerte ihm lächelnd zu, dann wandten sich die beiden Frauen ab, nahmen am Tresen ihren Kaffee in Empfang und gingen auf die Straße hinaus.

Es dauerte eine ganze Weile, bis Hoby wieder sprechen konnte.

»Und du kennst die eine?«, fragte er.

»Ja, Shari.«

»Wow!«, keuchte er noch, dann schaute er zur Straße hinaus. Der Rest seines Sandwiches blieb lange unangetastet.

Mit Shari hatte ich mich für Donnerstag verabredet, heute Abend hatte sie Spätschicht in *Tonne's Tresen*. Dieses Lokal war – anders als der bescheuerte Name mit dem überzähligen Apostroph vermuten ließ – eine ziemlich hochpreisige Nobelbar ein paar Straßen weiter, und Shari finanzierte mit ihrem Job dort ihr Studium. Ich hatte sie an unserem ersten gemeinsamen Abend zu ein paar Drinks in einer nicht ganz so teuren Kneipe eingeladen und nur ganz beiläufig erwähnt, dass ich nicht neben dem Studium arbeiten musste und mich deshalb ganz auf meine Vorlesungen und Klausuren konzentrieren konnte. Zum Glück kamen wir erst nach dem dritten bunten Getränk darauf zu sprechen, und Shari vergaß deshalb nachzuhaken. Denn das mit dem konzentrierten Studieren war so eine Sache, nach bald fünfzehn Semestern ohne Bachelor bewegte ich mich in Gesprächen zu diesem Thema auf ziemlich dünnem Eis. Irgendwann erzählte ich ihr natürlich trotzdem von meinem eher gemütlich organisierten Studium, und obwohl sie mit mehr Eifer zur Uni ging, tolerierte sie meinen mangelnden Ehrgeiz offenbar.

Hoby hatte nach einiger Zeit seinen Appetit wiedergefunden und sich die Backen vollgestopft, die anderen machten sich gutmütig über ihn lustig, und wir tranken nach dem Kaffee noch das eine oder andere Kaltgetränk, bevor wir darüber diskutierten, ob wir uns später Fast Food bei einem von uns daheim oder Pasta beim Italiener schmecken lassen würden.

Um es kurz zu machen: Wir hatten einen ganz normalen Mittwochnachmittag.

Nachdem ich am Donnerstag fast drei Stunden in Vorlesungen und Tutorien verbracht hatte und danach ziemlich lange mit Shari zusammen gewesen war, beschloss ich, am Freitag mal blauzumachen. Am Abend war ich ohnehin eingeladen: Meine Mutter wollte mich zu meinem dreißigsten Geburtstag gebührend bekochen, und weil ich ja so einen stressigen Alltag an der Uni hatte, sollte das große Essen mit der Familie erst gegen zwanzig Uhr beginnen, damit ich auch ohne Hetze rechtzeitig eintreffen konnte. Da reichte es noch gut, wenn ich ausschlief, erst gar nicht zur Uni fuhr, stattdessen im *Bogey* frühstückte und dann am frühen Nachmittag den Schnellzug nahm.

Es funktionierte auch alles, und das hätte mich – wenn ich heute so an diesen Tag zurückdenke – eigentlich stutzig machen müssen. Das Wetter war trocken und nicht zu windig. Im *Bogey* erwischte ich einen ruhigen Ecktisch und ergatterte sogar noch ein Exemplar der aktuellen Tageszeitung. Der ICE kam pünktlich und bot einen freien Platz im Bordrestaurant, wo ich mir zwei Tassen Cappuccino schmecken ließ. Selbst der Umstieg in die S-Bahn klappte ohne große Wartezeit, und als ich kaum meinen Zielbahnhof hinter mir hatte, klaubte mich ein früherer Nachbar auf und nahm mich in seinem Wagen die eineinhalb Kilometer bis zu der Straße am Stadtrand mit, in der ich aufgewachsen war.

Vor dem Reihenhaus meiner Eltern, das nach all den Jahren dringend einen neuen Verputz brauchte, sah ich einige bekannte Fahrzeuge. Den alten Kombi meines Vaters und den etwas weniger alten Kleinwagen meiner Mutter. Meine Schwester Yvonne war gekommen, und ich hoffte inständig, dass sie im Van höchstens ihren nervigen Mann Robert und nicht auch noch die anstrengenden Blagen mitgebracht hatte, deren Namen in knallbunter Comicschrift die Heckklappe zierten. Der Jeep mit dem Aufkleber »Jäger retten Leben« gehörte meinem Patenonkel Erwin, der zwar wegen seiner kaputten Hüfte seit Jahren nicht mehr auf die Pirsch konnte, aber den Geländewagen trotzdem mit großer Begeisterung über die Waldwege der Umgebung jagte. Und der verbeulte Corolla war die Rostlaube von Tante Lydie, die eigentlich mit keinem von uns verwandt war, aber nie auf einer Familienfeier fehlte, und von der niemand mehr wusste, warum sie das erste Mal eingeladen worden war.

Nur den flaschengrünen Jaguar, der quer vor der Garageneinfahrt stand, konnte ich nicht zuordnen.

Als ich vor die Haustür trat, wackelte am Küchenfenster eine Gardine, und noch bevor ich meinen Schlüssel aus dem Rucksack nesteln konnte, wurde die Tür aufgerissen und meine Mutter stand mit umgebundener Schürze und ausgebreiteten Armen vor mir. Ihr Lächeln war fast so breit wie immer, aber ihre Augen lächelten nicht mit. Ihre gute

Laune wirkte aufgesetzt, doch ich konnte gar nicht nach dem Grund fragen, weil sie mich nach der ersten Umarmung nicht mehr losließ, mich unterhakte und mit sich in den Flur zog.

»Schaut mal, wer da ist!«, rief sie ins Wohnzimmer hinein, und dort wandten sich mir nun alle zu und hoben die Gläser. Tante Lydie brauchte fürs Umdrehen etwas länger, dafür krähte sie wie aus der Pistole geschossen: »Wir singen!«

Und schon setzte sie zu *Happy Birthday* an, und die meisten anderen fielen nach und nach mit ein. Die Kids meiner Schwester waren offenbar wirklich nicht mitgekommen, aber ihr Mann sang falsch für drei. Es war so peinlich wie immer, allerdings fiel mir auf, dass der wacklige Bass meines Erzeugers fehlte. Vater stand stumm und mit verschränkten Armen neben der Terrassentür und musterte mich.

Irgendetwas stimmte hier ganz und gar nicht, und auch wenn sich mein Vater sehr um eine freundliche Miene bemühte: Ich war mir schon in diesem Moment ziemlich sicher, dass der heutige Besuch unangenehme Folgen haben würde. Tante Lydie kommandierte die anderen noch in ein dreifaches »Hoch soll er leben!«, dann kamen sie alle auf mich zu, umarmten mich, schüttelten mir die Hände und klopften mir die Schultern platt. Auch mein Vater gratulierte mir, aber zurückhaltender als sonst, und als er mir die Hand gedrückt hatte – er hielt sie etwas fester und länger, als ich es von ihm kannte –, drehte er sich um und deutete auf die Zimmerecke, die ich bisher nicht beachtet hatte. Auf dem kleinen freien Platz zwischen Klavier und Buchregal stand mein alter Schulfreund.

»Mensch, Tommi!«, rief ich und stürmte auf ihn zu. »Was machst du denn hier?«

Wir waren seit der fünften Klasse die dicksten Kumpel gewesen. Wir hatten miteinander Streiche ausgeheckt, im Lager des Getränkehändlers unser erstes Bier probiert und zur Not sogar Mathe und Physik zusammen gebüffelt. Nachdem ich mich an der Uni eingeschrieben hatte, trafen wir uns noch eine Weile regelmäßig, aber dann packte ihn der Ehrgeiz: Tommi hatte nur noch sein Studium im Kopf, er legte zwei Auslandssemester ein, und schließlich verlief unsere Freundschaft irgendwie im Sand.

Er klatschte mich ab, gratulierte und gab mir eine sündhaft teuer aussehende Flasche Whisky. Ich stellte das Geschenk auf dem Klavier ab und betrachtete ihn. Er strotzte nur so vor Kraft, Gesundheit und Selbstbewusstsein, und so schick und leger zugleich, wie er gekleidet war, gehörte ihm wohl auch der Jaguar vor der Garageneinfahrt. So also konnte man auftreten, wenn man ein Studium zügig und erfolgreich hinter sich brachte, denn etwas anderes konnte ich mir in Tommis Fall nicht vorstellen. Dass ich mit meiner Vermutung richtiglag, bestätigte er mir, als ich ihn fragte, wie es ihm in den vergangenen Jahren ergangen war: Bachelor, Master, eine Doktorarbeit summa cum laude obendrauf und jetzt einen sehr lukrativen Beraterjob in der Finanzbranche – das alles erzählte er mir, ohne damit zu protzen.

Mein Vater hatte sich zu uns beiden gesellt, und er hörte sich alles mit einem wehmütigen Gesichtsausdruck an. Ab und zu nickte er beifällig, und als ich ihm einen Seitenblick zuwarf, wurde er ernst und konzentrierte sich plötzlich sehr auf das Sektglas in seiner Hand.

»Und du?«

Tommis Gegenfrage klang ganz harmlos, und doch sah ich aus den Augenwinkeln, wie sich mein Vater etwas anspannte und seine Miene eine Spur eisiger wurde.

»Läuft nicht schlecht«, erwiderte ich. »Allerdings lasse ich mir mit dem Studium deutlich mehr Zeit als du. Sehr zum Leidwesen meiner Eltern, nicht wahr, Papa?«

Ich lachte und schaute meinen Vater an, der seinen Mund aber nur zu einem gequälten Lächeln verzog. Ich versuchte, seinen Blick aufzufangen, aber seine Augen wichen mir aus, und er wirkte sehr erleichtert, als uns meine Mutter zu Tisch rief. Tommi hatte den Platz direkt neben mir, meine Eltern saßen an den Kopfseiten der Tafel, und dazwischen flogen die Gespräche hin und her. Mein Schwager tat wie immer furchtbar wichtig wegen der jüngsten Aufträge für seine jämmerliche Werbeagentur, Yvonne rollte dazu mit den Augen, weil sie die faden Geschichten wohl schon oft hatte anhören müssen. Tante Lydie legte ihm immer wieder die Hand auf den Unterarm und grätschte mit schlecht erzählten Witzen in seinen Monolog, doch nach jeder misslungenen Pointe lachte Robert nur gekünstelt und setzte seine Geschichte danach ungerührt an der Stelle fort, an der er unterbrochen worden war. Manchmal spulte er auch ein bisschen zurück wie die Fernsehsender, die durch Wiederholungen die Filmlänge strecken und damit die zulässige Werbezeit etwas ausbauen.

Onkel Erwin sagte nicht viel, sondern stopfte sich einen Knödel und einen Fleischhappen nach dem anderen in den Mund und hielt meiner Mutter zwischendurch das Weinglas zum Nachfüllen hin. Schließlich gab Lydie auf, ließ sich ebenfalls nachreichen und spülte jeden zweiten Bissen mit einem großen Schluck Rotwein hinunter. Irgendwann war Robert fertig, und es legte sich eine bleierne Stille über den Tisch, weil alle von der Geschichte ermattet und vom guten Essen und Trinken etwas schläfrig waren. Robert war sehr mit sich zufrieden, und als er Anstalten machte, seine Meinung zur aktuellen Politik hinauszuposaunen, fuhr ihm meine Mutter mit der Frage in die Parade, wer noch Lust auf Nachtisch, Schnaps und Kaffee habe. Dessert nahmen alle, Kaffee ließen Yvonne und meine Mutter weg, und nach Schnaps verlangten nur Tante Lydie und Onkel Erwin, die den Obstler schnell kippten und sich gleich Nachschub sicherten.

»Wir werden uns künftig vielleicht häufiger sehen«, sagte Tommi nach einer Weile, und mir war es, als würde mein Vater uns mit Argusaugen beobachten.

»Echt? Das wäre ja super! Wie kommt's«?, fragte ich.

»Ich habe einen neuen Job, seit ein paar Wochen. Die Firma ist gar nicht weit weg von deiner Uni.«

»Cool, dann können wir ja mal um die Häuser ziehen! Das wird auch wieder höchste Zeit, das fehlt mir schon lange.«

»Das machen wir. Tut mir übrigens leid, dass ich bisher noch gar nicht die Zeit gefunden habe, dich in deiner WG zu besuchen. Ich hatte es aber fest vor, und ich habe auch schon deinen Vater nach der Adresse gefragt. Ich war etwas überrascht, dass du seit damals nicht umgezogen bist.«

»Warum sollte ich? Mir geht's gut dort, das Viertel ist in Ordnung, und zur Uni habe ich es auch nicht weit.«

»Zur Uni, hm …«

Dass mein Vater sich knurrend zu Wort meldete, irritierte mich, aber als ich ihn fragend ansah, machte er keine Anstalten, mehr zu sagen. Stattdessen wechselte er einen schnellen Blick mit Tommi, und der nippte erst an seinem Glas, bevor er fortfuhr.

»Wir haben übrigens zwei gemeinsame Bekannte.«

»Ach was! Wen denn?«

»Ich bin seit zwei Jahren mit Jennifer zusammen, sie ist mit mir in deine Stadt gezogen.«

Ich ging beide Jennifers durch, die mir in diesem Moment in den Sinn kamen, aber beide hatten erzählt, dass sie Singles seien. Die eine war in der Nähe der Uni aufgewachsen und jobbte inzwischen in einem Fitnessclub, die andere stammte aus Thüringen oder Sachsen, daran konnte ich mich nicht mehr genau erinnern, und sie war vor eineinhalb Jahren in die Stadt gezogen, nicht wie Tommis Freundin vor ein paar Wochen. Mein Schulfreund ließ mich ein wenig zappeln und wartete grinsend ab, bis ich zu Ende nachgedacht hatte.

»Ich weiß jetzt gar nicht, ob ich beleidigt sein soll oder froh, weil Jenny bei dir offenbar keinen großen Eindruck hinterlassen hat. Groß … schlank … lange blonde Haare …«

Er ließ hinter jedem Detail eine kurze Pause und hob die Stimme, als handle es sich um Quizfragen. In meinem

Magen begann es, zu rumoren, und das lag nicht an Mamas Essen.

»Ihre beste Freundin heißt ... Shari.«

Jetzt wusste ich, wer Tommis blonde Freundin war, und die kleine Pause vor Sharis Namen machte mir klar, dass er mich auf die Probe gestellt hatte. Ein Blick auf meinen Vater wischte auch den letzten Zweifel beiseite: Tommi und er hatten sich über mich unterhalten, vielleicht schon ein paarmal, seitdem er nach meiner Adresse gefragt hatte. Und ganz sicher hatte mein Schulfreund auch davon berichtet, was er durch Shari und Jenny über mich und meinen Tagesablauf erfahren hatte. Ich versuchte, mich fieberhaft daran zu erinnern, was ich Shari erzählt hatte. Ich sprach nie schlecht von meinen Eltern, aber es kam schon vor, dass ich einen flapsigen Spruch darüber machte, wie wenig ich mich an der Uni anstrengte und wie rührend ich dafür von zu Hause finanziert wurde. Meinem Vater war anzusehen, dass ihm Tommis Bericht über mich nicht gefallen hatte. Und was er nach einer unangenehm langen Pause hervorpresste, verhieß nichts Gutes.

»Heute ist zwar dein Geburtstag, aber es wäre schön, wenn du nach dem Essen ein bisschen Zeit für deine Mutter und mich hättest. Wir müssen reden.«

Onkel Erwin musste von meinem Vater geweckt werden, dann bugsierte Papa ihn sowie Tante Lydie zur Haustür, und als die beiden draußen ins Taxi gestiegen und damit alle Gäste des Abends gegangen waren, entkorkte meine Mutter eine neue Flasche Rotwein. Ich würde in meinem alten Zimmer übernachten und nach einem gemütlichen Frühstück im Lauf des Vormittags zur S-Bahn laufen, also konnten wir gut noch ein bisschen beisammensitzen. Wenig später standen drei gefüllte Gläser auf dem Esstisch. Mein Vater schnupperte übertrieben gründlich am Wein, hielt das Glas ins Licht, prostete uns zu und konzentrierte sich sehr darauf, dem ersten kleinen Schluck lange nachzuschmecken. Meine Mutter lächelte dünn, räusperte sich schließlich und wartete darauf, dass mein Vater den Blick von seinem Glas hob und endlich zu sprechen begann.

»Tommi hat uns erzählt, wie es ihm so ergangen ist.«

Mein Vater war nicht gerade der König des Small Talks, aber ich nippte von meinem Wein und ließ ihm auf dem Sprung zum eigentlichen Thema den Anlauf, den er offenbar brauchte.

»Er hat das Studium schnell und sehr erfolgreich abgeschlossen, verdient inzwischen einen Haufen Geld.«

Ich musste mich beherrschen, dass ich nicht mit den Augen rollte. Wie ich befürchtet hatte, würde es wieder einmal darum gehen, dass ich mein Studium endlich abschließen und nicht weiterhin unnötig viel Zeit an der Universität vertrödeln sollte. Warum nur verstanden meine Eltern nicht, dass gerade in einem Studium Sorgfalt vor Schnelligkeit ging und dass es weder gesund noch angenehm sein konnte, wenn man völlig überdreht von einer Prüfung in die nächste taumelte. Ich war nun mal nicht der hektische Typ, vertrug Stress nicht gut und ging ihm deshalb lieber schon vorsorglich aus dem Weg.

Genervt von dem schon so oft aufgewärmten Thema,

hörte ich gar nicht mehr hin. Stattdessen hing ich dem Gedanken darüber nach, was ich morgen unternehmen und ob ich Shari dazu überreden könnte, mich zu begleiten. Mir kamen einige gute Ideen, und ich nahm mir vor, sie gleich nachher zu fragen, ob sie Lust auf das Programm hatte, das ich ihr vorschlug. Vor allem musste der morgige Abend irgendwo enden, wo wir in Ruhe darüber reden konnten, was sie ihrer Freundin Jennifer oder womöglich Tommi direkt über mich erzählt hatte. Deshalb fiel mir auch erst mit einiger Verzögerung auf, dass mein Vater inzwischen aufgehört hatte, auf mich einzureden. Er sah mich stumm an, als warte er auf eine Antwort, und ich versuchte, mich fieberhaft daran zu erinnern, was er mich gerade gefragt hatte.

»Was denn?«, gab ich mich unleidig, und mein Vater seufzte, er sah verärgert aus.

»Wenn du in deinen Vorlesungen auch so gut zuhörst wie jetzt gerade, dann habe ich eigentlich keine Fragen mehr!«

Seine leicht vibrierende Stimme verhieß nichts Gutes, und meine Mutter legte ihm besänftigend eine Hand auf den Arm.

»Jetzt sag's halt noch einmal«, bat sie ihn.

»Als würde das was bringen«, knurrte er nur und nahm einen großen Schluck.

»Schau, Daniel«, setzte an seiner Stelle nun meine Mutter an, »wir unterstützen dich nun schon so lange, und wir tun das ja auch gern.«

Vater schnaubte und fing sich dafür einen strengen Blick seiner Frau ein.

»Wir wollten immer, dass es dir mal besser geht als uns«, fuhr sie fort. »Papa wollte ursprünglich etwas ganz anderes arbeiten, aber er hat sich mit seinem Job arrangiert, damit wir als Familie durchkommen. Inzwischen macht er sich aber schon auch Sorgen, weil er nicht weiß, wie es mit seiner Firma weitergeht. Und sollte er eines Tages auf der Straße stehen, ist er zu alt, um problemlos etwas Neues zu finden.«

»Lass das doch«, unterbrach er sie. »Jammern bringt uns nicht weiter.«

»Aber wenn es doch so ist? Dein Auto macht's nicht mehr lang, am Haus muss dringend einiges repariert werden, und ich kann auch nicht ewig Zeitungen austragen!«

Mein Vater presste die Lippen zusammen, und auf seinem Gesicht lieferten sich Ärger und Zweifel ein Duell. Nach einer kurzen Pause stellte sich heraus, dass der Ärger gewonnen hatte.

»Um es kurz zu machen, Daniel: Wir wollen, dass du es dir nicht länger auf unsere Kosten gemütlich machst. Du darfst gern studieren, so lange du willst – aber du wirst ab sofort das Geld, das du dafür brauchst, selbst verdienen. Du wirst deine Miete, dein Essen, deine Bahnkarte und alles andere künftig selbst bezahlen.«

Ich war überrascht. Schon oft hatten wir über dieses Thema diskutiert, doch am Ende hatte ich meine Eltern immer breitschlagen können. Aber diesmal sah ich der Miene meines Vaters an, dass ich mir meine sonstigen Beteuerungen und Betteleien sparen konnte. Meine Mutter wirkte weniger verärgert, als ich sie fragend ansah, zuckte sie allerdings nur entschuldigend mit den Schultern.

»Und wie soll das gehen?«, unternahm ich einen lahmen letzten Versuch. »Soll ich Vorlesungen ausfallen lassen, soll ich durch Prüfungen rasseln, weil ich keine Zeit mehr zum Lernen habe?«

Auf der Stirn meines Vaters bildeten sich ein paar zusätzliche Falten, und einen Moment lang sah er aus, als würde er mir an die Gurgel wollen. Mutter legte ihm eine Hand auf den Arm, und er atmete tief durch, bevor er aufstand.

»Nein, du musst nicht noch mehr Vorlesungen ausfallen lassen, als du es ohnehin schon tust«, versetzte er mit leicht vibrierender Stimme. »Wenn du an all den Tagen, die du an der Uni blaumachst, nur zwei, drei Stunden jobbst, müsstest du finanziell sehr gut hinkommen.«

Damit war der Abend beendet. Ich schlief erst spät ein, und die Gedanken an Tommi, die mich bis dahin beschäftigten, waren nicht sehr freundlich.

Auch der nächste Abend verlief nicht so angenehm wie erhofft, obwohl ich ihn mit Shari verbrachte. Wir waren essen gegangen, und sie hatte offenbar ein schlechtes Gewissen, denn sie sagte mir, ich sei eingeladen, noch bevor ich das Thema, das mir unter den Nägeln brannte, überhaupt angesprochen hatte.

Nach der Vorspeise erzählte sie mir von Jennifer, die sie während eines Auslandsaufenthalts vor ein paar Jahren kennengelernt hatte. Und als ihre alte Freundin ihr schrieb, dass sie in dieselbe Stadt wie Shari ziehen würde, waren beide ganz aus dem Häuschen und feierten seither immer mal wieder gemeinsam in den Clubs der Stadt. Eines

Abends war Tommi mitgegangen, und irgendwie waren sie auf mich als Sharis neuen Freund zu sprechen gekommen – und als der sich als alter Kumpel von Tommi entpuppte, gab es ein großes Hallo … und leider auch viel über alte und aktuelle Zeiten zu besprechen. So erfuhr Tommi von meinem locker gehandhabten Studium und meinem zurückhaltend kalkulierten Pensum, und mein ehrgeiziger »Freund« wusste nichts Besseres, als sich unter dem Vorwand, meine Adresse zu erfragen, darüber mit meinem Vater auszutauschen.

»Du weißt schon«, beschwerte ich mich nach einer Weile, »dass du mir damit ordentlich Probleme eingebrockt hast, oder?«

»Wie man's nimmt. Die Probleme hast du dir, im Grunde genommen, selbst zuzuschreiben. Ein bisschen mehr könntest du dich an der Uni tatsächlich anstrengen, das musst du zugeben.«

»Pfff! Dank Tommis Geschichten über mich haben mir meine Eltern den Geldhahn zugedreht. Nun soll ich arbeiten, um meine eigene Kohle zu verdienen.«

»Ja, und? Findest du das so ungebührlich? Wir müssen alle arbeiten für unser Geld. Auch Tommi, auf den du jetzt sauer bist.«

Irgendwann stand ich auf, verabschiedete mich kaum von Shari und ging allein nach Hause. Auf dem Weg in meine WG dachte ich darüber nach, wo ich am leichtesten das nötige Kleingeld verdienen konnte, um mein bisheriges Leben möglichst unverändert weiterführen zu können. Statt einer Idee fand ich einen Zettel vor. Edgar, der Hauptmieter meiner WG, hatte mir den Wisch an die Tür zu meinem Zimmer geklebt.

»Miete ist fällig. Heute kam das Geld nicht. Der Dauerauftrag ist gekündigt.«

Meine Eltern machten offenbar Nägel mit Köpfen.

KAPITEL 2

ZU SPÄT KOMMST DU AUCH MORGEN NOCH

»Guten Morgen, Daniel.« Die Stimme meiner Mutter klang aufgekratzt. »Das war natürlich alles nur Spaß. Wir haben dir gestern wieder Geld überwiesen, und du kannst dich gern weiter auf dein Studium konzentrieren.«

»Danke«, sagte ich – und wachte davon auf.

Ein paar Minuten lang blieb ich noch liegen, hielt die Augen fest geschlossen und versuchte, in den Traum zurückzukehren. Doch die freundliche Stimme meiner Mutter blieb verschwunden, dagegen sah ich Vaters finstere Blicke vor meinem geistigen Auge, und daneben hing Edgars Zettel wegen der fälligen Miete. Schließlich gab ich auf und schlurfte in die Küche, obwohl es kaum zwölf Uhr durch war. Pappiges Müsli, dünner Kaffee und eine halbe Stunde in der stickigen Luft der Straßenbahn, die durch die Kurven auf der Fahrt hinaus ins Gewerbegebiet ordentlich durcheinandergewirbelt wurde – dann stand ich vor einem hässlichen Gebäudeblock. Hier arbeitete Seb als Techniker für diese Fernsehklitsche, deren Namen ich mir noch nie hatte merken können.

Eine verlebte Magersüchtige mit schlechter Laune, noch schlechter toupierten und unfassbar schlecht blondierten Haaren saß auf einer Bierbank und nuckelte an einer kleinen Plastikflasche mit Wasser. Ein nicht mehr ganz junger Typ mit grau meliertem Wuschelkopf stand vor ihr und redete unablässig auf sie ein, und ein paar Meter von den beiden entfernt lehnten zwei Männer in Cargohosen und Shirts an der Wand, ließen sich dick belegte Schrippen schmecken und machten sich über irgendetwas lustig. Zwischendurch schauten sie immer wieder kurz zu der Magersüchtigen hinüber, stießen sich danach an und prusteten noch heftiger los als zuvor.

Zwischen der Bierbank und den Cargohosen stand eine zweiflügelige Stahltür offen. Ich ging langsam darauf zu. Dahinter sah man im Licht einiger Scheinwerfer Männer und Frauen emsig durchs Blickfeld eilen. Kommandos waren zu hören, es wurde gehämmert und getackert, und als es scharf ratschte, als würde dicker Stoff reißen, wurde das Geräusch gefolgt von mehrsprachigem Fluchen.

Seb sah müde aus, als er durch die Tür ins Freie trat. Er warf der Magersüchtigen einen genervten Blick zu und wollte sich eben den beiden Cargohosen zuwenden, als er mich bemerkte. Seb blinzelte überrascht, schaute kurz auf seine Armbanduhr und kam mir auf halbem Weg entgegen.

»Hi, Daniel, was machst du denn hier?«

»Und dann noch so früh«, entgegnete ich und deutete lachend auf seine Uhr.

»Eben. Ist was passiert?«

Ich erzählte ihm vom Gespräch mit meinen Eltern und dessen Folgen. Natürlich hatte ich meine Rolle darin ein wenig aufgehübscht, aber Seb konnte ich damit offensichtlich nicht täuschen.

»Wäre ich dein Vater, hätte ich dir den Geldhahn schon vor langer Zeit zugedreht«, sagte er gut gelaunt.

»Danke auch. Dann geh ich mal lieber wieder.«

Ich war kurz davor, tatsächlich beleidigt zu sein. Seb grinste breit.

»So schnell beleidigt?«, neckte er mich. »Na, dann bist du hier aber falsch.«

Ich sah ihn fragend an.

»Na, falls du hier anheuern willst, meine ich.«

»Woher weißt du das?«

»Das ist ja nun nicht schwer zu erraten. Du kommst hier rausgefahren, stehst um ein Uhr nachmittags leidlich wach vor der Produktionshalle – da wirst du mich ja wohl nicht um eine Kippe bitten wollen, oder?«

»Ich rauche nicht.«

»Eben, das auch noch. Was kannst du denn?«

Ich zuckte mit den Schultern.

Was wird man schon können müssen, wenn man in einer solchen Klitsche jobbt?

Seb grinste noch breiter.

»Hast wohl gedacht, in dieser Klitsche sind sie froh, wenn überhaupt jemand für sie arbeiten will, stimmt's?«

»Nö«, schwindelte ich und fragte mich, ob Seb Gedanken lesen konnte. Das beherrschte ich schon mal nicht, und anschließend ging ich die Liste meiner Fähigkeiten durch. Das war schnell gemacht, und ich war auf nichts Außergewöhnliches gestoßen.

»Egal«, sagte Seb, legte mir einen Arm um die Schulter und bugsierte mich in Richtung der Stahltür. »Wir werden schon was für dich finden.«

Der Wuschelkopf hatte sich inzwischen in Rage geredet, und die Frau auf der Bierbank sah nun nicht nur mager und verlebt aus, sondern war obendrein zu einem blondierten Häufchen Elend zusammengesunken. Sogar ihre Frisur schien sich unter der Standpauke zu ducken.

Im Inneren des Gebäudes war die Stimmung nicht besser. Techniker saßen abseits und blickten mürrisch drein, auf einem Klappstuhl mit Sitz und Lehne aus beigefarbenem Stoff lümmelte eine Mittdreißigerin in Outdoor-Klamotten, die sich immer wieder die kurzen Haare zu verstrubbeln versuchte, während vor ihr zwei junge Frauen und ein älterer Mann standen und ihr Vorschläge machten, die ich nicht verstand. Eine der Frauen wurde auf Seb und mich aufmerksam, als wir nur noch ein paar Schritte entfernt waren, und als sie uns ins Visier nahm, wandte sich die Mittdreißigerin auf ihrem Klappstuhl zu uns um. Ich blieb stehen und schaute fragend zu Seb, aber die Frau im Stuhl gab uns mit einer unwilligen Geste zu verstehen, dass wir näher kommen sollten.

»Außerdem wäre es schön, wenn ich mir wegen euch beiden nicht den Hals verrenken müsste.«

Ihre Stimme war rau und befehlsgewohnt. Sie wedelte zu ihren drei bisherigen Gesprächspartnern hin, und die rückten daraufhin ein wenig zur Seite, um uns Platz im Blickfeld der Sitzenden frei zu machen. Die Frau auf dem Klappstuhl musterte mich von oben bis unten, dann wandte sie sich an Seb.

»Kann er sprechen?«

Hält die mich für blöde?

Seb warf mir ganz kurz einen warnenden Seitenblick zu, also verkniff ich mir fürs Erste den Kommentar, der mir auf der Zunge lag.

»Geht so«, sagte Seb. »Kein Sprachfehler, kein Akzent, aber unseren Dialekt hört man durch – er stammt aus derselben Gegend wie ich.«

Die Sitzende verdrehte die Augen, dann nickte sie mir zu.

»Dann sag mal was?«

»Was wird das hier?«, blaffte ich sie an. »Versteckte Kamera?«

Einen Moment lang blieb sie regungslos sitzen, dann legte sich ein Lächeln auf ihr Gesicht. Ihre Hand beschrieb einen Halbkreis, die Geste sah beneidenswert lässig aus.

»Na ja, zumindest sind sie nicht besonders gut versteckt.«

Sie wurde ernst und wandte sich an Seb.

»Gefällt mir, netter Kerl. Aber du hast recht: sein Dialekt ...«

Sie schüttelte sich, und die beiden jungen Frauen kicherten pflichtschuldig.

»Seb«, fuhr sie ungerührt fort, »hol mal die Kleiderpuppe aus der Garderobe. Vielleicht hat sie heute einen guten Tag, und wir bekommen die Ansage noch irgendwie in den Kasten. Und nimm deinen Freund mit, zum Licht am besten. Hier steht er nur im Weg rum.«

»Danke«, sagte Seb, und mir war nicht im Ansatz klar,

wofür er sich bedankte. Die dumme Kuh hatte mich taxiert und für ungeeignet befunden, sie hatte ihn über mich befragt, obwohl ich direkt vor ihr stand, und nun sollte ich auch damit aufhören, im Weg herumzustehen – wirklich: vielen Dank auch!

»Lief doch ganz gut«, raunte Seb mir zu, als wir weit genug von der Vierergruppe entfernt waren. »Du machst heute mal den Helfer für unseren Best Boy. Wenn du dich bis heute Abend einigermaßen gut anstellst, solltest du kein Problem mehr damit haben, deine WG-Miete bezahlen zu können.«

Ich verstand kein Wort, hoffte aber, dass Seb mir schon rechtzeitig alles erklären würde. Und ich war baff, dass ich offenbar einen Job im Filmteam ergattert hatte – welchem Umstand ich das auch immer verdanken mochte.

Seb eilte zwischen allerlei Gerätschaften hindurch und einen schmalen Gang entlang, der weiter ins Innere des Gebäudes führte. Durch eine offen stehende Tür flitzte er in einen Raum mit mehreren Sitzgarnituren, einer Kaffeemaschine, einigen weiß lackierten Tischen an einer Wand und großen Spiegeln an einer anderen. Es roch nach belegten Brötchen, Kaffee, diversen Parfums und Schweiß, und nahe der Tür saßen sich zwei Personen gegenüber: ein junger Mann, der mit einer hübschen jungen Frau flirtete, während sie gelangweilt wirkte und nur einsilbig antwortete, als sei es diese Unterhaltung nicht wert, ihr aufwendiges Make-up dafür zu ruinieren.

»May«, sagte Seb, »Vea will dich vor der Kamera haben.«

Die junge Frau sprang auf und trat vor den Spiegel, noch bevor Seb den Satz beendet hatte. Der junge Mann blieb sitzen und warf Seb böse Blicke zu, die mein Freund aber nicht beachtete. Sekunden später baute sich May vor Seb auf und strahlte ihn an.

»Was meinst du: Könnte es so gehen?«

Sie war umwerfend schön, soweit das unter der dicken Make-up-Schicht zu erkennen war, und allein ihre volle, leicht angeraute Stimme sorgte dafür, dass sich meine Nackenhaare aufstellten. Aber sie nahm offenbar nur Seb wahr, und kaum hatte der genickt, war auch er abgehakt. Sie eilte aus dem Raum und machte sich auf den Weg zur Kamera.

»Und du kommst auch gleich mit«, forderte Seb den jungen Mann auf. »Kannst deine Traumfrau ins rechte Licht setzen.«

Der junge Mann erhob sich umständlich.

»Daniel wird dir zur Hand gehen«, erklärte Seb im Hinausgehen und deutete auf mich. Damit war klar, dass ich von meinem Freund keine Tipps zu erwarten hatte.

»Daniel, ja?«

Die Stimme des jungen Mannes klang dünn und genervt. Ich nickte. Er machte keine Anstalten, mir die Hand zu geben. Dafür zog er, während er meinen Namen geradezu ausspuckte, ein Gesicht, als hätte ihm ein Hund ans Bein gepinkelt.

»Mal sehen, vielleicht nenn ich dich Dan. Kannst du verkabeln?«

Ich zuckte mit den Schultern, er seufzte.

»Was ist in diesem Laden auch anderes zu erwarten … Kannst Rip zu mir sagen.«

Damit war die Unterhaltung beendet. Er drückte sich an mir vorbei und stiefelte zum Studio zurück. Ich hielt mich hinter ihm, dachte darüber nach, aus welchem amtlichen Vornamen sich wohl ein solcher Spitzname ableiten ließ, und wartete auf Anweisungen. Die fielen ziemlich knapp aus. Mehr als »Das dort!«, »Hier rein!« und »Erst abrollen!« rang er sich nicht ab. Immerhin schien er halbwegs mit meiner Hilfe zufrieden, denn allmählich wurde sein Ton etwas weniger ungnädig.

Im Scheinwerferlicht stand May und ließ sich von Vea von einer Position zur nächsten dirigieren. Aus Sebs Erzählungen im *Bogey* wusste ich, dass die Producerin Vea hieß, also hatte sie hier den Hut auf – und während ich Kabel durch den Raum zog und Stecker einstöpselte, konnte ich miterleben, wie sie das May deutlicher machte, als es nach meinem Dafürhalten nötig gewesen wäre. Schließlich waren alle Scheinwerfer ausgerichtet, alle Filter gesetzt und alle Kabelverbindungen hergestellt. Die drei Mitarbeiter, die vorhin bei Vea gestanden hatten, waren im Raum verteilt. Eine der jungen Frauen drückte May ein paar Textkärtchen in die Hand. Die andere hielt ein Stativ hoch, an dessen Ende ein mit einem flauschigen Puschel verkleidetes Mikrofon befestigt war – das musste eine der Tonangeln sein, von denen Seb mal gesprochen hatte. Der ältere Mann saß hinter einer Kamera und manövrierte sich in die erste Position des Drehs, der nun anstand. Seb saß etwas abseits an einem kleinen Tisch, tippte Notizen in ein Notepad und hantierte nebenbei an einem Gerät, das ich nicht sehen konnte.

Neben dem Ausgang stand die toupierte Magersüchtige und weinte, der Wuschelkopf reichte ihr ein Taschentuch nach dem anderen. Offenbar hatte sie soeben ihren Job verloren, war aber masochistisch genug, ihrer Nachfolgerin auf dem Weg nach oben zuzusehen.

»Alles bereit?«, rief Vea in die Runde.

Ich schaute zu meinem neuen Chef hinauf, der neben mir auf einem Gerüst saß und die Beine baumeln ließ. Er hatte offenbar im Moment keine weitere Arbeit für mich, also suchte ich mir eine Stelle, von der aus ich die schöne May besser betrachten konnte.

Die junge Frau, die May die Kärtchen gegeben hatte, hielt nun eine geöffnete Klappe in den Händen und sah zu Vea, damit sie deren Kommando nicht verpasste.

»Hast du den Text, May?«, fragte die Producerin.

May hob kurz abwehrend die Hand und überflog noch einmal die Kärtchen.

»Hast du den Text?«, wiederholte Vea unleidig.

Eine kurze Pause entstand, dann straffte sich May, sah in die Kamera und nickte.

»Endlich«, knurrte Vea und gab ein kurzes Handzeichen. »Ruhe bitte. Fertig.«

»Kamera läuft«, meldete der Ältere.

»Ton läuft«, meldete Seb.

»Eins-Eins, die Erste«, sagte Vea, und schon knallte die Klappe.

Der Kameramann machte einen kleinen Schwenk, und

May wandte sich ihm mit einem bezaubernden Lächeln zu. Ich trat noch einen Schritt zur Seite, um einen besseren Blick auf ihr Gesicht zu haben. Dass ich das ganz leise tat, darauf hätte ich schwören können, aber May fuhr zu mir herum, als würde aus dieser Richtung eine Stampede auf sie zukommen. Unter Veas strengem Blick sank ich ein wenig zusammen und hob beschwichtigend die Hände. Die Kamera fuhr auf die Ausgangsposition zurück, und Seb tippte auf dem Notepad.

»Dann versuchen wir's noch mal, ja?«, brummte die Producerin, sah während des obligatorischen »Ruhe bitte!« noch einmal zu mir her, dann: »Fertig.«

»Kamera läuft.«

»Ton läuft.«

»Eins-Eins, die Zweite.«

Klappe.

»Herzlich willkommen, meine Damen und Herren«, begann May, und ihre Stimme ging mir durch Mark und Bein. Ihre Kleider ließen außer dem stark geschminkten Gesicht und den schlanken Fesseln nur die Unterarme frei, deren glatter, sonnengebräunter Haut das Licht der Scheinwerfer schmeichelte. »In unserer heutigen Sendung stellen wir Ihnen den Bestsellerautor Mats Fermin vor, und er hat einige Laifäx aus seinem neuen Buch mitgebracht, die …«

»Aus!«, donnerte Veas Stimme durch den Raum.

May blinzelte und sah sie fragend an.

»Hast du gerade tatsächlich ›Laifäx‹ gesagt?«

Veas Stimme vibrierte, und ich wollte in diesem Moment nicht in Mays schöner Haut stecken. Sie suchte auf ihrem

Textkärtchen nach der entsprechenden Stelle und wirkte nun sehr verunsichert.

»Das heißt ›Lifehacks‹!«, rief Vea empört aus. »Lifehacks, ja?«

»Ja, natürlich.«

Stammelnd verlor Mays Stimme viel von ihrem Sex-Appeal.

»Ruhe, bitte! Fertig.«

»Kamera läuft.«

»Ton läuft.«

»Eins-Eins, die Dritte.«

Klappe.

Diesmal kam May nur bis »Bestsellerautor«, und Vea stoppte die Aufnahme noch wütender als zuvor.

»Einen Anlauf noch, May, dann versuche ich's lieber noch mal mit Dora.«

Sie deutete hinter sich, wo die Magersüchtige aufhorchte. May schluckte, sammelte sich und drückte den Rücken durch.

»Ruhe, bitte! Fertig.«

»Kamera läuft.«

»Ton läuft.«

»Eins-Eins, die Vierte.«

Klappe.

Vermutlich hätte dieser Durchlauf zum gewünschten Ergebnis geführt, wenn ich nicht noch einen Schritt zur Seite gemacht hätte. Ich verursachte nicht das geringste Geräusch, aber mein Schuh hatte sich in einer Kabelschlaufe verfangen, und als das Licht der Scheinwerfer erlosch, konnte ich wenigstens die vor Wut verzerrte Miene der Producerin nur schemenhaft erkennen.

Seb flitzte an May vorbei und brachte mich so schnell aus dem Gebäude, als befürchte er, dass mir Vea die Augen auskratzen oder irgendein Körperteil abreißen würde. Hinter mir hörte ich noch ihr Geschrei und die schnellen Schritte ihrer Mitarbeiter – vor mir das Reifenquietschen eines Taxis. Seb lief gut einen Meter neben mir her, stoppte und streckte einen Arm aus, um mich zur Seite zu reißen. Ich beachtete sein Angebot nicht, stand nur da und schaute nach unten, wo die Stoßstange des Taxis kaum eine Handbreit vor meinen Beinen zum Stehen kam. Der Wagen federte noch ein wenig nach, dann wurde die Fahrertür aufgestoßen. Ein Hüne sprang heraus und trat zu mir. Offenbar war er unschlüssig, ob er sich freuen sollte, dass mir nichts passiert war – oder diesen Umstand mit einem wütenden linken Haken ändern.

Seb hatte schnell ein, zwei Meter zwischen sich und den Fahrer gebracht, und ich konnte ihn gut verstehen. Der Typ war fast einen Kopf größer als ich, hatte breite Schultern, und seine dünne Lederjacke saß ziemlich eng, war vorne offen und gab den Blick auf ein Shirt frei, unter dem sich imposante Brustmuskeln deutlich abzeichneten. Kurz rasierte schwarze Haare, ein akkurat gestutzter Schnurrbart, und an der Nase und an mehreren Stellen im Gesicht glaubte ich, Narben und andere Spuren älterer Verletzungen zu erkennen. Er schien ein Raufbold zu sein, und nach gewissen Anlaufschwierigkeiten hatte er offenbar schon länger keine Auseinandersetzung mehr verloren. Sein Atem roch nach Pfefferminz, und seinen Oberkörper umwehte eine seltsame Mischung aus herbem Aftershave und einem leichten Rosenduft. Das konnte ich deshalb so gut wahrnehmen, weil der Hüne mir bis auf wenige Zentimeter auf die Pelle gerückt war. Er hatte sich noch nicht zwischen Freuen und Fressepolieren entschieden, atmete schwer und schaute auf mich hinunter.

»Sorry«, brachte ich schließlich mit kratziger Stimme hervor. »Und danke, dass Sie so schnell reagiert haben.« Ich deutete nach unten. »War knapp, aber es ist nichts passiert.«

Durch die Stahltür des Produktionsgebäudes kam nun Vea auf uns zu. Sie hatte sich längst entschieden, was sie mit mir am liebsten anstellen wollte, und ich war mir einen Moment nicht ganz sicher, ob ich vielleicht vor ihr noch mehr Angst haben sollte als vor dem Hünen. Doch sie rauschte an mir vorbei, riss die Hintertür des Taxis auf und beugte sich zu dem Fahrgast hinein, der das alles von der Sitzbank aus verfolgt hatte. Das lenkte nun auch die Aufmerksamkeit des Fahrers von mir ab. Er schob mich beiseite, stellte sich neben Vea und nickte zu dem Mann im Fond hin.

»Er meinte, dass Sie die Fahrt bezahlen«, fauchte er.

Vea blitzte ihn wütend an, und ein bisschen wirkten die beiden wie Godzilla und King Kong vor dem entscheidenden Duell. Ich nahm dankbar meine unwichtige Nebenrolle an, verabschiedete mich von Seb und sah zu, dass ich in Richtung Straßenbahnhaltestelle verschwand. Als ich mich in sicherer Entfernung noch einmal umdrehte, sah ich Vea den Fahrgast in Richtung TV-Studio bugsieren. Falls das der

Typ mit den Lifehacks war, sollte er zumindest keine Ratschläge zu Frisur und Kleidung geben: wirres Haar, Jeans, Jackett und eine abgewetzte braune Ledertasche mit breitem Riemen passten mehr zu Veas Fernsehklitsche als zu einem Leben auf der Schaumkrone einer Erfolgswelle.

Den Rest des Nachmittags verbrachte ich am Handy. Ich klapperte Freunde und Bekannte ab und fragte, ob sie mir bei der Suche nach einem Aushilfsjob behilflich sein konnten. Der Erfolg war überschaubar. Hoby versprach, seine Mutter darauf anzusprechen – aber mehr als ein paar Stunden auf der Kehrmaschine oder dem Aufsitzrasenmäher sollte ich lieber nicht erwarten. Außerdem wusste ich schon, dass Frau Hommel-Büsenreither zwar vor Geld kaum laufen konnte, zugleich aber extrem geizig war, was auf einen eher bescheidenen Stundenlohn schließen ließ. Gerry wollte den Schichtleiter seines Wachdienstes fragen, und er machte mir Hoffnung, dass ich vielleicht auch sehr kurzfristig einspringen könne, weil gerade einige Mitarbeiter krank waren.

Deutlich besser klang, was mir Shari am Abend vorschlug, als sie mich zum Spanier einlud.

»Ich frag Tonne gern für dich«, sagte sie. Das schlechte Gewissen, weil sie Tommi gegenüber allzu redselig gewesen war, stand ihr ins Gesicht geschrieben. Und tatsächlich rief sie den Besitzer der Bar, in der sie jobbte, auch noch während des Essens an. Sie musste ihn überreden, aber dann war er bereit, mir eine Probeschicht zu gewähren. »Du bist gleich übermorgen Abend dran. Ich hab da auch Dienst, und dann kann ich dich gleich ein bisschen an die Hand nehmen.«

Sie lächelte, und ich hätte mich freuen sollen, dass sie sich so sehr für mich einsetzte – aber ich hatte das Telefonat mitgehört, auch einige von Tonnes Sätzen verstehen können, und wie er Shari gegenüber Süßholz geraspelt hatte, trübte meine Freude über die Probeschicht doch ziemlich. Und so sagte ich zwar für den übernächsten Abend zu – schließlich musste ich jede Gelegenheit auf einen bezahlten Job wahrnehmen und konnte mir nicht leisten, aus hoffentlich unbegründeter Eifersucht eine Chance auszuschlagen. Dennoch war ich froh, als Gerry mich am nächsten Morgen mit seinem Anruf weckte.

»Kannst du um sechs heute Abend vor einer Lagerhalle in der Siegfried-Marcus-Straße sein?«, fragte er mich. »Dann machst du deine erste Schicht, Geld gibt's am nächsten Morgen gleich in bar.«

Das klang gut, und die Anfahrt war auch kein Problem. Die Straße kannte ich, dort logierte auch die TV-Klitsche, in der ich Mays Moderation verhindert hatte. Als Gerry mir die Hausnummer durchgab, war ich erleichtert: Die Lagerhalle schien weit genug vom Fernsehstudio entfernt zu sein, sodass ich Vea und ihrem Team vermutlich nicht begegnen würde. Der Mann, der die Nachtschicht leitete, würde mir vor Ort alles Nötige erklären.

Schon zwanzig Minuten vor achtzehn Uhr traf ich vor der Lagerhalle ein, doch der Uniformierte, der an der Einfahrt im Pförtnerhäuschen saß, hatte keine Lust, mit mir zu reden. Er habe gleich Feierabend und keine Zeit für meine

Fragen. Damit müsse ich schon seine Ablösung belästigen. Und da er mich auch nicht neben sich im Häuschen duldete, setzte ich mich auf eine Bank neben der Einfahrt und wartete.

Niemand wollte aufs Gelände, und niemand fuhr hinaus, offenbar war der Arbeitstag hier schon vorüber, und in der Nacht würde es wohl vor allem darum gehen, nicht einzuschlafen und wach zu bleiben, bis am Morgen das Geld ausgezahlt wurde.

Der Mann im Häuschen aß den Rest einer Wurststulle, packte dann seine Sachen und stellte sich vor dem Pförtnerhäuschen auf, die Tasche in der linken Hand, einen Schlüsselbund in der rechten, und blickte sich ungnädig in alle Richtungen um. Die Ablösung kam fünf nach sechs. Ein zerbeulter Kleinwagen hielt knatternd am Rand der Einfahrt, genau gegenüber meiner Bank. Ein untersetzter älterer Mann in Cordhose und beigefarbener Windjacke wuchtete sich heraus und nahm den Schlüsselbund entgegen. Der Uniformierte schimpfte wegen der Verspätung auf ihn ein, aber der Untersetzte winkte nur ab, schlurfte zum Häuschen, ging hinein und ließ sich auf den Bürosessel fallen.

Der Uniformierte schimpfte noch immer, als er in einen Kombi stieg, umständlich ausparkte und davonfuhr. Mich hatte keiner der beiden beachtet. Ich erhob mich und ging zum Pförtnerhäuschen. Der Untersetzte blätterte in einer Zeitschrift, und als er mich bemerkte, sah er mich fragend an. Die Eingangstür an der Seite des Kabuffs war verschlossen, und der Mann machte keine Anstalten, mich einzulassen.

»Ich soll hier eine Probeschicht machen«, sagte ich deshalb durch die gelochte Scheibe, hinter der er saß.

Er sah mich ungerührt an, und erst als ich den Satz wiederholte, fiel ihm auf, dass das kleine Fensterchen hinter der Lochscheibe noch verschlossen war. Er nestelte an der Verriegelung, öffnete das Fenster nach innen, und ich musste den Satz ein weiteres Mal wiederholen. Der Untersetzte nahm es zur Kenntnis, schloss das Fensterchen wieder und nickte zur Eingangstür hin. Dort musste ich noch einmal klopfen, bevor er sich genervt aus dem Sessel hochkämpfte und mir öffnete.

»Daniel«, sagte ich und streckte ihm die Hand hin.

Er sah sie an, als hielte ich einen verdorbenen Fisch zwischen den Fingern. Ich nahm die Hand wieder weg.

»Gerry meinte, Sie würden mir alles erklären.«

»Was gibt's da groß zu erklären?«, brummte er. »Wir sind hier, damit niemand die Lagerhalle ausräumt.«

»Und was ist da drin?«

»Lauter neumodischer Kram, den kein Mensch braucht.«

Ich musterte die Halle. Es war ein schmuckloser Block, an dessen einer Seite sich eine Reihe von Laderampen entlangzog, an einer anderen Seite befand sich ein eingeschossiger Anbau, in dem vermutlich Büros untergebracht waren. Nirgendwo auf der Halle war ein Firmenname zu sehen, im Pförtnerhäuschen gab es aber ein Regal mit Aktenordnern, auf deren Rücken das Logo einer bekannten Ladenkette aufgedruckt war, die günstige Haus- und Unterhaltungstechnik verkaufte.

»Und was genau soll ich tun?«

Der Untersetzte schaute von der Zeitschrift auf. Er hatte gerade eine Doppelseite aufgeschlagen, die sich mit einer jungen Schlagersängerin befasste. Die Fotos der Sängerin waren professionell gemacht, und einige zeigten das hübsche Starlet in ziemlich knappen Outfits. Entsprechend genervt sah er mich nun an.

»Tun?«, echote er, als wäre die Vorstellung, hier etwas tun zu müssen, völlig absurd. »Du bleibst wach, du machst ab und zu die Runde durch die Halle und übers Gelände, und du lässt mich hier in Ruhe sitzen.«

Er blickte auf die Uhr, die vor ihm über dem Fenster hing.

»Mit der ersten Runde kannst du auch direkt jetzt beginnen. Nimm dir das Teil dort.« Er deutete auf eine Mischung aus Handy und Walkie-Talkie. »Damit kannst du mich anfunken, wenn was ist.«

Sein Blick glitt wieder zu den Fotos der Sängerin, und ein Lächeln legte sich auf seine schmalen Lippen. Erst nach einer kleinen Weile fiel ihm auf, dass die Tür noch nicht hinter mir ins Schloss gefallen war. Er guckte hoch und erschrak, weil ich noch immer am selben Platz stand wie vorhin. Immerhin hielt ich inzwischen das Funkgerät in der Hand.

»Was ist?«, schnauzte er mich an. »Was an ›Runde beginnen‹ hast du nicht verstanden?«

»Kommen Sie nicht mit? Ich meine, Sie müssen mir die Runde, die ich drehen soll, doch erst mal zeigen.«

Er schnaubte, wandte sich um und wühlte in einer

Schublade. Schließlich hatte er gefunden, was er suchte, und hielt mir ein Blatt Papier hin. Darauf war ein Plan abgebildet, der vermutlich das Gelände und die darauf befindlichen Gebäude zeigte. Jemand hatte darauf mit rotem Filzstift einen Rundweg eingezeichnet. An einigen Stellen waren einzelne Ziffern eingetragen, denen ein Bindestrich vorangestellt war. Oben auf der Seite stand eine Zahl, die aus vier Ziffern bestand und mit einem Bindestrich endete. Ich nahm den Zettel entgegen, wurde aber nicht ganz schlau aus Plan und Beschriftung.

»Hast das nicht gelernt mit dem Wachdienst, was?«

Der Untersetzte funkelte mich an, weil ich ihm und der Sängerin wertvolle gemeinsame Zeit stahl. Und ich fragte mich, was man wohl für diesen Job erst noch lernen musste. Die Miene meines Gegenüber wurde noch etwas finsterer, als habe er meine Gedanken gelesen. Er tippte mit dem Zeigefinger auf die längere und zwei der kürzeren Zahlen.

»Das hier oben ist der erste Teil des Codes, und diese Ziffern hängst du an den betreffenden Stellen einfach an. Noch Fragen?«

»Und … was mache ich dann mit dem Code?«

»Meine Herrschaften! Student, oder was?«

Ich nickte, und er verdrehte übertrieben theatralisch die Augen.

»Das ist keine Doktorarbeit, Kleiner. An den markierten Stellen musst du den jeweiligen Code in ein Tastenfeld eingeben. Dann entriegelt sich die Tür – und die Uhrzeit, zu der du den Code eingegeben hast, wird im System gespeichert. Du hast für den Weg von Station zu Station eine bestimmte Zeitspanne zur Verfügung, wird die überschritten, löst das System hier« – er deutete auf das Technikpult, das im Moment größtenteils von der Sängerinnen-Doppelseite verdeckt wurde – »einen Alarm aus. Dann komm ich dir zu Hilfe. Oder ich zieh dir die Ohren lang, weil du mich ohne Not aus meinem Sessel aufgescheucht hast.«

Das Ziehen an den Ohren konnte ich mir gut vorstellen, während mir keine Situation einfiel, in der mir dieser gedrungene Alte eine Hilfe gewesen wäre.

»Falls du also unterwegs unbedingt ein Nickerchen einlegen musst …« Er nahm mir das Papier noch einmal aus der Hand und zeigte auf einen Punkt kurz vor Ende der eingezeichneten Runde. »Hier sind neben einer Laderampe Säcke und Verpackungsfolien gestapelt. Die Ecke ist ganz gemütlich und leidlich windgeschützt, und ab hier gibt es keine Tastenfelder mehr. Falls jemand drauf stößt, dass du dich dort länger aufgehalten hast als nötig, hast du halt irgendwas vom Zaun her gehört und hast dich auf dem Außengelände umgeschaut. Verstanden?«

Ich nickte.

»Pass nur auf, wo die Kameras hängen. Wäre ungünstig, wenn du dich so hinlegst, dass es von deiner Pause eine Aufnahme gibt.«

Er gab mir das Blatt zurück und wedelte mich aus dem Pförtnerhäuschen. Dann widmete er sich wieder der jungen Sängerin. Dass ich einige Minuten vor seinem Fenster stand, den Plan drehte und wendete und zu erkennen versuchte, wohin ich mich zuerst wenden musste, bekam er nicht mit.

Für die Ladenkette konnte ich nur hoffen, dass wirklich niemand die Waren brauchen konnte, die hier gelagert waren. Allzu gut bewacht wurden sie nicht.

Auf der ersten Runde verlief ich mich dreimal, fand aber ohne fremde Hilfe wieder auf den richtigen Weg zurück. Als ich mich etwa in der Mitte der dritten Runde erstmals vertippte und den falschen Code ins Tastenfeld eingab, knackte mein Funkgerät, und aus dem Lautsprecher schnarrte es: »Was ist denn jetzt schon wieder los?«

Mein Schichtleiter klang gereizt, und ich konnte keinem Einbrecher raten, das Gelände durch den Vordereingang zu betreten: Wer den Untersetzten während seiner Lektüre störte, hatte nichts Gutes zu erwarten.

Immerhin schien er nicht müde zu werden. Wann immer ich von meiner Runde zurück zum Pförtnerhäuschen kam, las er, vesperte geräuschvoll oder schlürfte Kaffee. Mir fiel es dagegen nicht leicht, wach zu bleiben. Ich war lange Nächte gewöhnt, aber die verbrachte ich mit angeregten Gesprächen, mit Filmen und einem guten Glas Wein, nicht mit einem schweigenden Alten an meiner Seite auf einem stillen Gewerbegelände.

Gegen halb drei erinnerte ich mich an den Rat, den er mir zu Beginn meiner Schicht gegeben hatte. Ich tippte noch ein paarmal den Code ein, machte keinen Fehler, kam schnell voran und fand auch zügig die windgeschützte Ecke. Das Folienlager sah gemütlicher aus, als es tatsächlich war, aber nach wenigen Minuten war ich trotzdem eingeschlafen. Ich träumte, dass Shari in meinem Bett schlief, als ich nach meinem ersten Wachdienst nach Hause kam. Dass sie nur halb wach wurde, als ich zu ihr ins Bett kroch. Dass sie sich aber dennoch an mich kuschelte und Sätze ins Ohr flüsterte, durch die es mir ganz heiß wurde.

Doch dann wurde Shari grob, und sie flüsterte auch nicht mehr. Ich wurde angestoßen und durchgerüttelt, und eine Stimme, die der von Shari kein bisschen ähnelte, zischte direkt neben meinem Kopf. Dabei kitzelte mich saurer Atem am Ohr und strich mir übers Gesicht. Ich wollte mich am Ohr reiben, aber meine Hand wurde von einem Schraubstock fixiert, bevor ich die Stelle erreichen konnte.

Ich schlug die Augen auf und sah einen ziemlich muskulösen Mann über mir stehen. Er hielt mein Handgelenk umklammert und schaute finster auf mich herab. Hatte ich noch einen Kollegen heute Nacht, oder hatte der Untersetzte Verstärkung bestellt, die nach mir sehen sollte, damit er seine Magazinlektüre nicht unterbrechen musste? Die Hand konnte ich nicht bewegen, der Körper war noch im Halbschlaf, aber der Kopf ließ sich drehen. Zwischen mir und dem Zaun, der das Gelände umgab, flitzten mehrere Gestalten hin und her. Alle hatten Skimasken übergestreift, trugen Handschuhe und dunkle Kleidung. Der Zaun war an einer Stelle aufgeschnitten, und dahinter sah ich die offen stehende Heckklappe eines Transporters. Kartons wurden von der Lagerhalle zum Transporter getragen, und die Ladefläche war schon fast voll. Eine der Gestalten stolperte und schlug der Länge nach hin, unter seinem Gewicht ging der Karton zu Bruch, und zwischen der zerdrückten Pappe kam ein teuer aussehender Computer zum Vorschein.

Der Mann über mir drehte sich zu dem Unglücksraben um und rief ihm etwas in einer Sprache zu, die ich nicht verstand. Der andere dagegen verstand sehr wohl, rappelte sich in Windeseile wieder auf, sah sehr zerknirscht aus und ließ die beschädigte Schachtel liegen, wo sie war. Kurz darauf kam er erneut aus der Halle geflitzt, schleppte einen identischen Karton und brachte ihn unbeschadet zum Transporter.

»Was guckst du so?«

Die Stimme des Mannes, der noch immer mein Handgelenk umklammert hielt, war rau und gepresst. Sein Gesicht glänzte verschwitzt, und mit der Skimaske, die er in der freien Hand hielt, wischte er es sich trocken. Dass er mir dadurch sein Gesicht zeigte, machte mich noch nervöser. In Krimis bedeutete es nie etwas Gutes, wenn Gangster von jemandem wiedererkannt werden konnten.

»Ich …«

»Du hältst die Klappe, klar? Und du hast nichts gesehen, verstanden?«

Der Mann erinnerte mich an jemanden, und während ich noch fieberhaft überlegte, was ich wohl sagen konnte, das meine Lage verbessern würde, fiel mir ein, wem er ähnelte: dem Taxifahrer, dem ich vor dem Fernsehstudio fast in den Kühler gerannt wäre. Er wirkte jünger, sein Schnauzbart war buschiger, die Haare etwas länger, und hinter dem Ohr begann eine Tätowierung: eine Schlange, die sich den Hals hinunterschlängelte und unter dem Kragen seines Shirts verschwand.

»*Das* würde ich nicht machen«, knurrte er.

»Ich mach doch gar nichts!«, maulte ich und wünschte mir gleich danach, ich hätte geschwiegen. Ich wusste ja nicht, wie gut der Typ Widerworte aufnahm. Doch der Kerl grinste nur höhnisch.

»Dann ist es ja gut. Vor allem solltest du nicht so genau hinsehen. Nicht, dass du noch ein Tattoo an mir bemerkst oder so etwas.«

Sein Blick ließ keinen Zweifel daran, was er jetzt von mir erwartete. Ich schüttelte den Kopf. Er nickte, wurde wieder ernst.

»Kein Tattoo?«, fragte er.

»Kein Tattoo.«

»Kein Bart und keine schwarzen Haare?«

»Weder noch.«

Er sah mich prüfend an, dann kam er wohl zu dem zutreffenden Schluss, dass er von mir nichts weiter zu befürchten hatte. Er ließ mein Handgelenk los, streifte die Skimaske wieder über, zog ein Handy aus der Hosentasche und machte Fotos von mir.

»Und falls du nachher doch vergessen solltest, dass du eigentlich gar nichts gesehen hast: Mit diesem Foto und deiner heutigen Nachtschicht finde ich heraus, wie du heißt und wo du wohnst. Und dann ...«

Den Satz konnte ich in Gedanken leicht vollenden, da hätte er mir gar nicht erst mit der linken Faust drohen müssen.

»Verstanden?«

Ich nickte und schluckte.

»Guter Mann. Jetzt dreh dich mal ein bisschen zur Seite.

Es soll ja so wirken, als hättest du mich nicht gesehen, weil ich von hinten an dich herangeschlichen bin.«

Der Aufforderung kam ich nach, bevor ich begriff, was er vorhatte. Und dann war es auch schon zu spät. Etwas krachte wie ein Vorschlaghammer gegen meinen Schädel, und es wurde schwarz um mich.

Der nächste Mann, der über mir stand, rüttelte nicht an mir, sondern trat mir ein paarmal mit der Schuhspitze in die Seite. Ich blinzelte und wandte mich um. Mein Kopf dröhnte, mein Blick war getrübt, aber inmitten des dichten Nebels, der durch mein Hirn waberte, sah ich den Untersetzten, wie er unleidig auf mich herunterstarrte.

»Aufstehen, du Idiot!«

Er bot mir keine Hand, half mir nicht auf, sondern blieb missmutig stehen, wo er war, und wartete ungeduldig darauf, dass ich auf die Beine kam. Einen Moment lang drehte sich alles um mich, ich stützte mich an der Wand ab, die meinen Schlafplatz vor dem Wind schützte.

»Ich hatte von einem Nickerchen gesprochen«, zeterte er, »nicht davon, dass du hier die halbe Nacht schläfst!«

»Ich habe nicht geschlafen«, protestierte ich und betastete vorsichtig meinen Hinterkopf.

»Natürlich nicht«, ätzte der andere. »Wie komme ich nur auf so was?«

»Ich wurde niedergeschlagen! Und dort drüben wurde das Zeug vom Gelände geschafft!«

Ich deutete auf das Loch im Zaun, und als er es entdeckte, wurde er ganz blass, fluchte vor sich hin und rannte Richtung Haupteingang. Mich ließ er einfach stehen, und so sah ich auch keine Veranlassung, mich sonderlich zu beeilen, als ich ihm folgte. Vorsichtig setzte ich einen Fuß vor den anderen, sog scharf die Luft ein, weil ein unbedachter Schritt mir fast den schmerzenden Schädel platzen ließ. Und als ich den Haupteingang erreicht hatte, war das Metalltor geöffnet, und ein erster Streifenwagen bog in die Einfahrt ein.

KAPITEL 3

JA, JA, GLEICH IRGENDWANN

Shari kümmerte sich rührend um mich. Ich hatte sie angerufen, nachdem ich in einem der Streifenwagen nach Hause gebracht worden war. Keine halbe Stunde später kam sie in die WG, kochte mir einen starken Kaffee und wickelte mir Tücher um den Kopf, die sie zuvor mit irgendeiner wohlriechenden Flüssigkeit getränkt hatte. Ihre Behandlung zeigte bald Wirkung, der Kopfschmerz milderte sich von Stichen glühender Messer auf ein monotones Hämmern ab, und besonders gut tat mir, dass sie jede Kleinigkeit des Überfalls hören wollte und mir mitleidend und bewundernd zugleich zuhörte. Ich erinnerte mich nur an das, was der Unbekannte mir mutmaßlich gestattet hätte, aber meine Rolle schmückte ich schon ein wenig aus.

»Ich sag Tonne Bescheid, dass du heute Abend nicht kannst«, sagte sie schließlich.

»Nein, nein, das geht schon«, versicherte ich ihr.

Denn ich brauchte noch immer einen Job, mit dem ich mich während des Studiums über Wasser halten konnte. Zwar glaubte mir die Polizei, dass ich trotz aller Umsicht und Wachsamkeit hinterrücks überrumpelt worden war und deshalb leider die Einbrecher nicht beschreiben konnte.

Der Chef des Wachdienstes aber kannte nicht nur seine Pappenheimer, sondern er wusste auch von dem windgeschützten Plätzchen für nächtliche Pausen – und kaum hatten die Beamten meine Befragung beendet, gab er mir unverblümt zu verstehen, dass es doch mindestens eigenartig sei, dass ich ausgerechnet dort niedergeschlagen worden war, wo ich danach weich und bequem auf Folie und Säcke zum Liegen kommen konnte.

»Meinetwegen müssen Sie nichts gesehen haben. Die Versicherung wird für den Schaden aufkommen, und wenn einer meiner Männer im Dienst niedergeschlagen wird, weil Einbrecher sonst nicht an ihm vorbei an die wertvolle Beute kommen, steht das meiner Firma grundsätzlich ganz gut zu Gesicht. Aber Sie brauchen trotzdem nicht mehr zu kommen, dass das kein guter Einstand war, sehen Sie sicher ein.«

Zwischen »einer meiner Männer« und »Sie brauchen nicht mehr zu kommen« war für meinen Geschmack zu wenig Zeit vergangen, und vor allem hatte der Chef diese Zeit nicht dafür genutzt, mich für meine erste Schicht zu bezahlen.

Also stand ich schon zehn Minuten vor der verabredeten Zeit auf dem Gehweg vor *Tonne's Tresen*. Fünf Minuten später hielt ein Taxi am Straßenrand, Shari stieg aus.

»Du scheinst ja ganz gut zu verdienen«, sagte ich. »Wenn du nicht mit den Öffentlichen hierher fährst, sondern im Taxi.«

Shari küsste mich und lächelte.

»Das Taxi hat mir Tonne geschickt, er lässt mich auch nach der Schicht nach Hause bringen.«

Gerade wollte ich einen kleinen Stich verspüren, da fiel mir auf, dass das Taxi nicht wieder weggefahren war. Stattdessen war der Motor gestoppt und die Fahrertür aufgestoßen worden. Dann stieg der Fahrer aus – der Hüne, der vor Sebs TV-Klitsche gerade noch rechtzeitig hatte bremsen können. Und der dem Einbrecher von vergangener Nacht so verteufelt ähnlich sah.

»Ich geh schon mal rein«, kündigte Shari an, ohne auf den Taxi-Hünen zu achten. »Komm bitte pünktlich rein. Tonne mag Unpünktlichkeit nicht, und noch weniger mag er Leute, die zu früh zu einer Verabredung kommen.«

Ich stutzte. Sie zuckte mit den Schultern.

»In meinem Fall ist es okay«, sagte sie. »Mit mir quatscht er immer gern noch ein bisschen, bevor ich mich an die Arbeit mache.«

Auch der Stich, der jetzt fällig gewesen wäre, musste warten. Shari schlüpfte durch die Tür in die Bar, und der Hüne kam auf mich zu. Aus seinem Gesichtsausdruck wurde ich nicht schlau, aber insgeheim rechnete ich damit, dass mein Kopf gleich mit neuen Schmerzen konfrontiert werden würde. Er blieb direkt vor mir stehen und musterte mich.

»Tut's noch sehr weh?«, fragte er und deutete auf meinen Kopf.

»Wird langsam besser«, antwortete ich und wappnete mich für den nächsten Schlag.

Doch der Hüne schlug mich nicht, stattdessen hielt er mir sein Handy hin. Das Display zeigte mich mit angstgeweiteten Augen, das blasse Gesicht vor einem unvorteilhaften Hintergrund aus Plastikfolien und Jutesäcken.

»Das bist du, oder?«

Ich nickte.

»Hab dich gleich erkannt, als mein Bruder mir das Bild geschickt hat. Ich kann mir Gesichter gut merken.«

Wollte er dafür gelobt werden? Ich war mir nicht ganz sicher, also schwieg ich und wartete ab, was als Nächstes kam.

»Du hast der Polizei nichts gesagt«, fuhr er fort, »das war schlau.«

Ich sah ihn fragend an, er winkte grinsend ab.

»Ich hab so meine Quellen, und mein Bruder hat die auch. Schon deshalb war das schlau von dir. Du hast ihm damit einige Probleme erspart, vielen Dank dafür. Du hast was gut bei mir. Mein Bruder ist nicht so der dankbare Typ, weißt du? Aber ich revanchiere mich gern bei dir, wenn es sich mal ergibt.«

Er streckte mir seine Hand hin. Ich zögerte kurz, dann schlug ich ein. Er hatte einen festen Händedruck, aber nicht zu fest – wobei ich vermutete, dass er sich beherrschte, so ungefähr wie eine Löwin, die nur ganz sachte die Kiefer zusammendrückt, wenn es ein Junges im Maul wegträgt, um es nicht zu verletzen.

»Dragan«, stellte er sich vor, und ich nannte ihm meinen Vornamen.

Dann gab er mir seine Visitenkarte: billiger weißer Karton, auf dem sein Name stand und eine Handynummer, dazu auf der Rückseite Name, Adresse und Telefonnummer des Taxiunternehmens, für das er fuhr.

»Ruf an, wenn du was brauchst, okay?«

»Im Moment brauche ich nur einen Job.«

»Tut mir leid, aber im Moment braucht mein Chef keinen weiteren Fahrer, aber sobald ich was höre …«

»Das ist nett. Jetzt muss ich auch rein hier.« Ich nickte zur Bar hin. »Probearbeiten.«

Dragan warf den Fenstern von *Tonne's Tresen* einen abschätzigen Blick zu.

»Nicht ganz mein Geschmack, der Laden«, brummte er. »Und das liegt nicht nur an den Preisen.«

»Immerhin müsste der Wirt ja dann seine Leute ordentlich bezahlen können«, sagte ich leichthin.

»Können ja, wollen nein«, versetzte Dragan. »Tonne ist ein Geizhals, außer wenn er eine seiner Bedienungen im Auge hat. Ich mag ihn nicht, aber er hat viele lohnende Fahrten für mich. Die Schöne, die da gerade reingegangen ist – ist das dein Mädchen?«

»So würde ich es zwar nicht ausdrücken, aber ja: Shari und ich sind zusammen.«

»Dann pass bloß auf. Tonne lässt mich das Mädel jedes Mal herfahren, und nach Hause bringe ich sie auch. Ich würde drauf wetten, dass er das als Investition in ein paar schöne Abende sieht.«

Jetzt hatte ich doch noch Zeit, einen Stich zu spüren. Dragan nickte, als er das meiner Miene ansah. Er tätschelte mir die Schulter und ging zu seinem Taxi zurück. Im Wegfahren winkte er mir noch einmal zu, und ich drückte die Tür zur Bar auf und betrat den gemütlich ausgeleuchteten Gastraum.

Hinter dem Tresen stand ein vierschrötiger Typ in Jeans und weißem Hemd, ein Goldkettchen um den Hals und ein Geschirrtuch in der Hand.

»Zu spät«, sagte er statt einer Begrüßung und deutete auf eine Tür, die neben der Theke in einen schmalen Flur führte. »Jacke hängste hinten auf, dort ist auch der Pausenraum – aber mit allzu vielen Pausen solltest du nicht rechnen. Shari wird dir alles zeigen.«

Damit war er auch schon wieder weg. Er trat an einen Tisch mit vier Männern in teuren Anzügen und machte einen schlechten Witz, der von dem maßgeschneiderten Quartett pflichtschuldig mit aufgesetztem Lachen belohnt wurde. Shari kam gerade von einer langen Tafel am anderen Ende des Raums zurück und nahm mich gleich mit hinter den Tresen. Sie demonstrierte mir die Zapfanlage, zeigte mir die Gläser und erklärte mir, welches wofür gedacht war. Dann waren der Inhalt der Kühlschränke, die in einem klimatisierten Schrank gelagerten Weinflaschen und schließlich die Regale mit den Spirituosen an der Reihe.

»Fürs Erste spülst du mal das hier weg«, sagte sie und zeigte auf die gut gefüllte Abstellfläche neben der Zapfanlage. Auch das führte sie mir kurz und mit geschickten Bewegungen vor. Ich machte mich gleich an die Arbeit, lernte aber schnell, dass es noch eine Weile dauern würde, bis ich Gläser und Tassen in einem ähnlichen Tempo wie Shari sauber bekommen würde. Wobei: sauber … nach zwanzig Minuten gab's die erste Beschwerde wegen einer Tasse, die ich gespült hatte. Am Tassenrand prangte gut sichtbar ein Lippenabdruck in dunklem Rot, und Tonne ließ mich spüren, wie gut er es fand, dass er deshalb einen neuen Cappuccino auf eigene Kosten ausschenken musste.

Vermutlich zieht er mir die fünf Euro am Ende von meinem Lohn ab, dachte ich. Und es ärgerte mich so sehr, dass ich ein Pilsglas ein bisschen zu heftig auf die Spülbürste schob. Das Glas splitterte, und ich kam zwar glimpflich davon, aber das Spülwasser musste ich wechseln, und die Pflaster an Ring- und Mittelfinger verhalfen mir nicht unbedingt zu mehr Geschwindigkeit. Shari bemerkte die durchweichten Pflaster, klebte mir neue, trockene auf und beorderte mich vom Spülbecken zur Zapfanlage.

»Drei Pils, zwei Weizen und ein Radler«, zählte sie auf, dann schnappte sie sich eine Grappaflasche und einige Gläser und flitzte davon. Ich zapfte, so schnell ich konnte, aber Shari musste dreimal ohne Bier zu den Tischen zurück und überbrückte die Wartezeit mit dem Servieren von Wein, Snacks und launigen Sprüchen.

»Geh mal weg«, fuhr Tonne mich an und übernahm den Zapfhahn. »Die Leute sollen trinken, nicht warten.«

Die Biergläser waren nun im Handumdrehen befüllt, Shari trug sie zu den Gästen, Tonne zwinkerte ihr verschwörerisch zu, und ich kam mir nicht nur als Thekenhelfer ziemlich überflüssig vor.

»Mach mal vier Whisky klar«, rief er mir über die Schulter hinweg zu, »vom normalen. Schenk gut ein, aber verschütt nichts.«

Tonne rauschte Richtung Küche davon, Shari plauderte mit den Biertrinkern, und ich sah mich nach der Whiskyflasche um. Ich griff nach der ersten, die ich sah, schenkte großzügig ein und stellte die Gläschen auf ein Serviertablett. Shari kam, schnappte sich das Tablett und nickte mir zuckersüß zu. Ich hatte gut eingeschenkt, hatte nichts verschüttet, und Shari schenkte mir ihr wunderbares Lächeln – die Welt kam allmählich in Ordnung, und ich durfte darauf hoffen, hier endlich mal eine Arbeit so zu erledigen, dass der Chef mit mir zufrieden war. Endlich ein Job, den ich ergattern konnte. Das beflügelte mich, und ich wurde nun tatsächlich schneller und geschickter in allem, was ich anpackte.

Okay, eine der Grappaflaschen fiel mir auf den Boden, aber die Scherben waren schnell aufgekehrt, und für die verbliebene Pfütze fand ich unter der Zapfanlage einen Lappen. Als die Spuren beseitigt waren, ließ ich die Scherben im Mülleimer unter der Theke verschwinden. Weder Tonne noch Shari hatten etwas mitbekommen, und ich schenkte fröhlich weiter ein, was Shari mir auftrug. Sogar das Bierzapfen bekam ich langsam in den Griff. Pils ließ auch weiterhin der Chef selbst aus dem Hahn, aber mit den anderen Sorten kam ich leidlich zurecht. Die vier Whiskytrinker orderten Nachschub, und ich schenkte ihnen erneut großzügig aus derselben Flasche wie vorhin nach.

Und während Shari in den ersten Stunden Pastagerichte, Flammkuchen und Salate mit Puten- oder Tofustreifen an die Tische gebracht hatte, wurden nun eher Kleinigkeiten aufgetragen, Käsewürfel, zum Beispiel, oder Weckgläser mit Obstsalat oder Mousse. Auch die Stimmung in der Bar veränderte sich im Lauf des Abends. Erst war es recht gesittet zugegangen, an manchen Tischen auch ein wenig steif. Später hatten nicht mehr alle Gäste die Lautstärke ihrer Stimmen ganz im Griff, der eine oder andere Lacher geriet zu laut. Noch etwas später gingen manche Männer mit unsicherem Schritt zur Toilette. Und als sie wieder ihre Plätze eingenommen hatten, erhob sich eine mittelalte Frau, Typ gewesene Chefsekretärin, die gern wieder einen Chef für sich einnehmen würde, und steuerte ebenfalls die Toilette an. Mir wäre es nicht aufgefallen, aber als Tonne ihren Stuhl nach einer Weile noch immer leer vor sich sah, folgte er ihr aufs Klo und kam fünf Minuten später in den Gastraum zurück. Die Mittelalte hing an seinem Arm, versuchte, ihre Beine beim Stöckeln nicht zu verknoten, und starrte mit leerem Blick geradeaus. Sie war sehr blass, und in den Mundwinkeln hingen kleine Brösel Flammkuchenkruste, die nicht mehr besonders knusprig aussahen.

Tonne brachte sie an einen kleinen Tisch, der von den meisten anderen Gäste nicht eingesehen werden konnte. Er gab mir ein Zeichen und setzte sich zu ihr. Ich ließ einen Kaffee aus der Maschine und brachte ihn zu den beiden.

»Danke, Daniel«, sagte er und lächelte mir zu. »Du machst dich, weiter so. Wobei …« Er sah auf seine protzige Armbanduhr. »Demnächst ist Feierabend. Ruf doch bitte schon mal das Taxi. Die Nummer steht auf dem gelben Zettel, der links neben der Zapfanlage am Tresen klebt.«

Ich rief das Taxi, polierte einige Gläser, und als Shari zwei weitere Whisky bestellte, goss ich schon ziemlich routiniert ein und stellte die Gläser bereit. Dann spülte ich zwei Tassen und drei Gläser und wischte mir die Hände am Geschirrtuch trocken. Tonne kam zurück. Die mittelalte Frau saß windschief vor ihrer Tasse und führte sie ab und zu etwas zittrig mit beiden Händen an ihren Mund.

»Der Kaffee allein reicht nicht«, knurrte Tonne. »Die säuft schon so lange, da kommt die ohne Alkohol nicht mehr in die Puschen. Gib mir mal den Cognac runter. Den bauchigen dort oben. Sie ist eine gute Kundin, da kann sie auch den guten Cognac haben.«

Er schnappte sich zwei kleine Gläser, und ich streckte mich, um an die Flasche zu kommen. Ich bekam sie erst nur mit den Fingerspitzen zu fassen, aber als sie langsam nach vorne kippte, schloss ich meine Hand schnell um den Hals. Ich wandte mich zu Tonne um, der die Hand nach dem Cognac ausstreckte, aber noch in der Drehung bemerkte ich, dass ich meine Hände wohl nicht trocken genug gerieben hatte, und der Flaschenhals entglitt mir, bevor ich den Cognac an Tonne übergeben konnte. Der Wirt stand vor mir, riss den Mund auf, als wolle er um Hilfe schreien. Doch es kam kein Laut über seine Lippen. Er verfolgte mit offenem Mund die Flugbahn der Cognacflasche, und als das Glas auf dem Boden zersplitterte und sich die golden schimmernde Flüssigkeit rundherum verteilte, stand er da wie versteinert.

»Kein Problem, Chef, ich wisch das schnell weg.«

Ich war selbst überrascht, wie flott ich Schaufel, Besen und Lappen benutzte. Und Scherben und Pfütze waren beseitigt, noch bevor sich Tonne wieder geregt hatte. Der sah allerdings nicht sehr zufrieden aus, als ich ihn mit einem »erledigt«-Blick bedachte. Einen Moment lang stand er noch reglos, dann verdunkelte sich seine Gesichtsfarbe. Er schob mich zur Seite und ging zu der Whiskyflasche, die ich nach dem Einschenken auf dem Tresen hatte stehen lassen. Sie war so gut wie leer, und ich war ein bisschen stolz auf mich, dass ich keinen Tropfen verschüttet hatte. Doch Tonnes Freude hielt sich im Rahmen.

»Warum ist die Flasche leer?«, brachte er mit bebender Stimme hervor.

»Die ersten vier Gläser hast du selbst bei mir geordert. Vier Gläser Whisky, vom normalen, gut eingeschenkt, aber nichts verschüttet.«

»Vom … normalen?«

Tonnes Kiefer klappte nach unten. Dann beugte er sich vor und zog die Schublade mit dem Mülleimer heraus. Obenauf lagen die Scherben der Cognacflasche. Er deutete darauf.

»Cognac für schlappe vierhundert Euro die Flasche. Ist dir eben mal so runtergefallen.«

Er stutzte, schob die obersten Scherben zur Seite und entdeckte die Überreste der Grappaflasche samt zerrissenem Etikett.

»Plus Grappa für sechshundert Euro – wann ist dir das denn runtergefallen?«

Ich schluckte und sagte nichts. Tonne war ohnehin so sehr in Fahrt, dass er die Unterhaltung auch allein bestreiten konnte.

»Und weißt du Trottel, was dein ›normaler‹ Whisky kostet?«

Ich zuckte mit den Schultern. Ich hatte den Namen der

Destillerie auf dem Etikett gelesen, er war mir bekannt vorgekommen, also schätzte ich den Flaschenpreis grob.

»Fünfzig Euro? Sechzig?«

Seine Kiefer mahlten, also legte ich noch was obendrauf.

»Achtzig?«

Er schnappte sich die Flasche und hielt mir das Etikett direkt vor die Nase.

»Was glaubst du, warum da ›Private Collection‹ draufsteht?«, schnaubte er.

Ich erkannte auf dem Etikett außerdem die Jahreszahl 1974, darunter hatte jemand von Hand eine Flaschennummer vermerkt, und insgesamt schienen von diesem Whisky nur 245 Flaschen abgefüllt worden zu sein. Mir schwante, dass ich vielleicht doch nicht den ganz normalen Whisky erwischt hatte.

»Ein! Tausend! Zwei! Hundert!«

Die Tür schwang auf, und Dragan kam herein. Tonne sah zu ihm hin und deutete auf die Betrunkene. Dragan streifte sie nur mit einem kurzen Blick, dann schüttelte er den Kopf und hob abwehrend die Hände. Tonne ließ mich stehen und ging zu dem Taxifahrer. Er redete auf ihn ein, aber Dragan blieb stur und deutete auf Shari, die gerade ihre Jacke holte.

»Soll Dragan dich auch nach Hause bringen?«, fragte sie mich im Vorübergehen.

»Nein, aber ich würde jetzt gern die Gelegenheit nutzen, hier zu verschwinden.«

Sie schaute auf den offenen Mülleimer, erkannte die Etiketten der zerborstenen Flaschen und sah dann die Whiskypulle in Tonnes rechter Hand.

»Stimmt, das wäre sicher besser. Ich kann ihn ja beim nächsten Mal fragen, was er dir für heute Abend bezahlen will.«

»Ich muss wohl schon froh sein, wenn er nicht noch Geld von mir will.«

Shari ging zu Tonne, verwickelte ihn in ein kurzes Gespräch, und ich nutzte die Chance, die Bar zu verlassen, bevor er mir an die Gurgel konnte. Dragan folgte mir.

»Alles okay mit dir?«, fragte er, während er schon mal die Hintertür für Shari öffnete.

»Frag nicht«, winkte ich ab und trat einen Schritt zur Seite. Ich wollte mich noch von Shari verabschieden, doch als Erste erschien die Mittelalte in der Tür. Sie torkelte die Stufen bis zum Gehweg herunter, erst hinter ihr kam Shari aus der Bar. Dragan sah mit schreckgeweiteten Augen, dass die Schnapsdrossel Anstalten machte, sich auf die Rückbank seines Taxis fallen zu lassen. Ich dagegen erspähte Tonne, der mit hochrotem Kopf in der Tür seiner Bar stand. Er hielt die fast leere Whiskyflasche in der Hand. Die Mittelalte stützte sich auf die geöffnete Hintertür des Taxis, Shari hatte noch zwei Stufen vor sich, da holte Tonne aus. Offenbar wollte er die Flasche in meine Richtung schleudern. Ich war mir nicht sicher, in welcher Höhe das Geschoss mich treffen würde, deshalb duckte ich mich nicht nur, sondern machte einen weiten Satz zur Seite. Dabei rempelte ich die Mittelalte an, die umstandslos umkippte und der Länge nach auf dem Gehsteig aufschlug. Dort übergab sie sich schwallweise, und ich musste sie an der Schulter ein wenig anheben, damit sie nicht in ihrem eigenen Erbrochenen erstickte. Shari war erschrocken auf der untersten Treppenstufe stehen geblieben. Dragan war im Handumdrehen ebenfalls neben der spuckenden Frau angelangt.

»Danke, Mann«, raunte er mir zu. »Die Alte hätte mir sonst die Polster vollgekotzt. Jetzt steh ich noch tiefer in deiner Schuld.«

Dragan übernahm die Mittelalte. Ich erhob mich wieder und ging auf Shari zu, die noch immer wie versteinert dastand. Ein schneller Blick an ihr vorbei, und ich erkannte, dass Tonne mein Ausweichmanöver rechtzeitig bemerkt hatte und die Flasche nach wie vor in der Hand hielt. Er holte erneut aus und warf. Was mich betraf, hatte er zum Glück sehr schlecht gezielt, dafür schlug die Whiskyflasche mit einem hässlichen Geräusch im rechten Kotflügel des Taxis ein. Dragan erstarrte, dann erhob er sich und machte zwei, drei unsichere Schritte an seinem Wagen entlang. Die Flasche purzelte ihm vor die Füße, prallte noch zweimal vom Asphalt des Gehwegs ab und blieb dann unbeschadet liegen. Shari kam herbei, ging in die Hocke und hob die Flasche auf.

Dragan hatte das Wurfgeschoss nicht weiter beachtet, er sorgte sich um sein Auto. Der Kotflügel wies an der Stelle des Treffers eine wüste Delle auf, über der auch Lack abgeplatzt war. Selbst von hinten konnte ich sehen, wie Wut in Dragan aufstieg, und kurz darauf nahm er die Treppenstufen mit zwei Sprüngen, dann drangen aus der Bar Geräusche, die für Tonne nichts Gutes verhießen. Bald darauf flitzten zwei Streifenwagen mit quietschenden Reifen um die Ecke. Vier Beamte sprangen aus den Fahrzeugen und eilten die Treppe zu *Tonne's Tresen* hinauf. Shari und ich stellten uns etwas näher neben den Eingang, konnten aber nicht viel sehen. Drinnen war Dragan offenbar damit beschäftigt, Tonnes Gesicht dem Aussehen seines Kotflügels anzunähern, jedenfalls hörten wir Dragan schimpfen und nur Tonne stöhnen. Als Nächstes stolperte einer der Beamten rückwärts die Treppe herunter und stieß hart gegen das Taxi. Er hatte seine Mütze verloren, die Uniformjacke war eingerissen, und sofort eilte er wieder ins Innere der Bar. Dort ging es noch ein paar Minuten hin und her, dann zerrten drei Beamte Dragan ins Freie. Sie blieben neben dem Taxi stehen und schauten die Treppe hinauf, um auf ihren vierten Kollegen zu warten.

»Ruf die Nummer auf meiner Visitenkarte an«, raunte Dragan mir zu. »Jetzt braucht mein Chef einen Fahrer, und du brauchst einen neuen Job, schätze ich mal. Sag meinem Chef, dass Dragan dich schickt, und sag ihm, dass ich dir erlaubt habe, meinen Wagen zu fahren. Schlüssel steckt, nimm ihn am besten gleich mit.«

Nun wurde einer der Beamten darauf aufmerksam, dass Dragan etwas zu mir sagte.

»He!«, rief er. »Schluss jetzt.«

Der Polizist musterte mich.

»Kennen Sie den?«, fragte er und nickte zu Dragan hin.

Ich überlegte, welche Antwort in diesem Moment wohl die beste war. Ausgerechnet jetzt kam mir Petrus in den Sinn. Sein Leugnen nach der Verhaftung von Jesus hatte ich immer ziemlich feige gefunden. Aber weder fühlte ich mich wie ein Fels, auf den irgendjemand etwas bauen könnte, noch wirkte Dragan wie ein moderner Jesus. Und als er dann noch unmerklich den Kopf schüttelte, war meine Entscheidung auch noch von Dragan persönlich abgesegnet.

»Nein«, sagte ich und ging davon.

Die kotzende Mittelalte kam mir erst zwei Blocks entfernt wieder in den Sinn, aber um die würden sich die Beamten ja wohl noch kümmern können, wenn Dragan im Streifenwagen saß. Ich drehte wenig später trotzdem um. Dragan hatte ja gewollt, dass ich den Schlüssel seines Taxis mitnahm. Auf halbem Weg kam mir Shari entgegen, den Schlüssel in der Hand.

Gleich am nächsten Morgen rief ich das Taxiunternehmen an. Der Chef hatte eine dünne, quäkende Stimme, und als ich ihm mitteilte, dass Dragan heute verhindert war und vielleicht für ein paar Tage ausfallen würde, reagierte er ziemlich panisch. Ich erklärte ihm, dass Dragan mir vorgeschlagen hatte, für ihn einzuspringen. Der Chef wirkte sofort weniger panisch, aber in seiner Stimme klang Misstrauen durch.

»Und welchen Wagen soll ich dir geben?«

»Dragan hat gesagt, ich soll sein Taxi fahren.«

Danach sagte der Chef nichts mehr.

»Hallo, sind Sie noch dran?«

»Kannst gleich kommen. Und falls du weißt, wo Dragans Taxi steht, kannst du es gleich mitbringen.«

Der Fußweg bis vor *Tonne's Tresen* machte mich leidlich wach. Die Bar war noch geschlossen, trotzdem lugte ich vorsichtig durch eines der Fenster, ob der Wirt vielleicht im Gastraum war und demjenigen auflauerte, der das Taxi abholte. Doch die Bar war leer und dunkel. Neben Dragans Wagen war der Gehsteig noch nicht gesäubert, und ich wandte schnell die Augen ab. Das war kein Anblick auf leeren Magen.

Dragans Taxi war eine Mercedes-Limousine, nicht mehr neu, aber sehr gepflegt. Das Auto war bestens in Schuss, vielleicht bis auf die Delle am rechten Kotflügel. Taxifahrer – das war sicher besser als Nachtwächter, weniger knifflig als Assistent beim Fernsehen und im Endeffekt auf jeden Fall billiger als Aushilfe in *Tonne's Tresen*. Wer weiß, vielleicht war genau das der Job, der zu mir passte? Ich konnte Auto fahren, auch wenn ich meist mit Bus und Bahn unterwegs war. Ich hatte keine Punkte in Flensburg, und ich war bisher mit jedem Fahrzeug klargekommen, vom Sprinter bis zum Kleinwagen. Ich atmete tief durch und beschloss, das Ganze positiv zu nehmen, der Job als Taxifahrer konnte sich durchaus als meine wahre Berufung herausstellen.

Die Berufung roch nach Schmieröl, Schweiß und einem ebenso penetrant wie künstlich nach Rosen müffelndem Duftbäumchen, das zusammen mit einer dünnen Gesichtsmaske am Innenspiegel baumelte. Ich fuhr an, der Wagen hatte nicht viel PS, aber immerhin Gangschaltung, was ich mehr mochte als Automatik. Eine Vorliebe, die ich offenbar mit Dragan teilte.

»Dragan hält Automatik für Weiberkram«, vertraute mir der Chef der Taxifirma an, nachdem ich ihm einen groben Abriss der Ereignisse vom Vorabend gegeben hatte. Sein Grinsen entblößte ein paar schräg stehende Schneidezähne, zwischen denen noch etwas Grünes hing. Vielleicht Schnittlauch vom Frühstück oder Frühlingszwiebel von gestern Abend – sein Mundgeruch ließ beide Möglichkeiten zu. Ansonsten erklärte mir der Chef, dass ich ihn einfach nur Chef nennen, keine Delle in den Wagen fahren und das Taxameter richtig bedienen solle. Dann entdeckte er den Schaden hinten rechts.

»Das war ich nicht«, versicherte ich.

»Das will ich für dich hoffen. Aber wenn er dir seinen Wagen anvertraut, muss er große Stücke auf dich halten. Woher kennst du ihn denn?«

»Lange Geschichte«, schwindelte ich.

»Und Dragan sitzt echt schon wieder wegen einer Schlägerei ein?«

»Das weiß ich nicht, aber die Polizei hat ihn auf jeden Fall mitgenommen. Und ja, er hat jemanden verdroschen – den Typen, der ihm diese Delle in den Wagen gemacht hat.«

Der Chef nickte, als sei damit alles erklärt.

»Bist du schon mal Taxi gefahren?«, fragte er nach einer Weile.

»Dragan hat gesagt …«

»Ja, schon klar. Hast du deinen Taxischein dabei?«

»Äh … nein, den bring ich dann morgen mal vorbei«, flunkerte ich drauflos.

Der Chef seufzte, dann erklärte er mir, was ich seiner Meinung nach über das Taxifahren in dieser Stadt wissen musste. Es nahm kein Ende, und bald hatte ich auf Durchzug geschaltet. Es war sicher auch nichts Wichtiges dabei, und ich lebte nun wirklich schon lange genug in dieser Stadt, um Leute von A nach B kutschieren zu können.

»Hörst du mir eigentlich zu?«, fragte er, weil ich irgendwann wohl doch zu gelassen ins Nichts geschaut hatte.

»Klar, Chef«, log ich, »jedes Wort hab ich verstanden.«

»Dann isses ja gut. Und hier hast du deine ersten Touren.« Er hielt mir einen Zettel hin, auf dem Namen, Adressen und Uhrzeiten standen. »Die hier oben bringst du zum Arzt, dann die nächsten beiden zur Tagespflege, und dann holst du deine ersten beiden Kunden wieder vom Arzt ab.«

Ich überflog die Liste und ging die Strecken im Geiste durch. Das Programm schien nicht allzu straff, und der Chef deutete meinen Blick richtig.

»Die Zeiten sind deshalb so luftig gehalten, damit du den Leuten auch noch in den Lift oder die Treppe hoch helfen kannst. Die meisten sind nicht mehr so gut zu Fuß.«

»Dragan kutschiert alte Leute zum Doktor und führt sie am Arm ins Wartezimmer? Derselbe Dragan, der wegen einer Schlägerei im Knast sitzt?«

»Du würdest dich wundern, was er für ein netter Kerl ist«, sagte der Chef. »Dragan haut nur Leute, die sich wehren können. Na ja, könnten, wenn sie schnell genug wären.«

Und so begann mein erster Tag im Taxigewerbe mit vier alten Damen und einem inkontinenten Greis, die ich nacheinander zum Augen-, Ohren- und Zahnarzt kutschierte. Vor den Praxen fand ich erfreulicherweise problemlos freie Parkplätze, und bis auf den Zahnarzt hatten alle einen Aufzug im Haus. Die Dame, die sich das Gebiss richten lassen musste, war aber noch vergleichsweise gut auf den Beinen und humpelte die Treppe hinauf, ohne dass ich sie hätte stützen müssen.

Doch alle Senioren fragten nach Dragan und schienen enttäuscht, dass er sie heute nicht brachte. Eine dickliche Alte, die mich unverhohlen von oben bis unten taxierte, sagte zwar nichts, verzog aber ihren wulstigen Mund so verächtlich, dass ich mir schon denken konnte, wie schlecht mein Körper im Vergleich mit dem von Dragan abschnitt. Und eine andere war enttäuscht, dass ich keine Tattoos hatte, und sofort plapperte sie drauflos, wo sich Dragan überall hatte stechen lassen. Die ganze Fahrt über ging mir die Frage durch den Kopf, ob der Kollege ihr wirklich all diese Bilder an all diesen Stellen gezeigt hatte.

Gegen Mittag sammelte ich als Letzte der Senioren die Zahnarztpatientin für die Heimfahrt ein. Diesmal hatte ich keinen Parkplatz vor dem Haus bekommen, und mein Wagen stand mit eingeschaltetem Warnblinker im Halteverbot. Als ich mit meiner Kundin aus dem Gebäude trat, begann gerade eine Politesse damit, mein Kennzeichen in die App auf ihrem Handy einzugeben.

»Entschuldigen Sie bitte«, rief ich ihr zu, »ich habe keinen Parkplatz in der Nähe gefunden, und mein Fahrgast kann leider nicht mehr so gut gehen.«

Zur Sicherheit hakte ich die alte Frau mit der einen Hand unter und fixierte sie mit der anderen, weil sie sich sofort losreißen wollte – sie war ja noch ordentlich zu Fuß. Empört sah sie zu mir auf, ich zwinkerte ihr zu und nickte zu der

Uniformierten neben dem Taxi, und da machte sie sich wieder locker.

In der Zwischenzeit hatte sich die Politesse umgedreht, und ihrer Miene nach zu urteilen, fand sie meine mutmaßliche Ausrede nicht sehr originell. Doch dann sah sie mich mit der Alten am Arm, die sich nun theatralisch an mich lehnte und auf winzige Trippelschritte umgestellt hatte. Wir arbeiteten uns betont langsam auf den Wagen zu, und zu jedem Schlurfen verzog die Frau das Gesicht, als leide sie fürchterliche Schmerzen. Da sie mitspielte und ich deshalb eine Hand wieder frei hatte, holte ich den Wagenschlüssel aus der Hosentasche und betätigte den Türöffner. Nun schaute die Politesse doch wieder ein bisschen unleidiger drein.

»Guter Mann«, sagte sie, »es ist ja schön und gut, dass Sie der Dame in Ihr Taxi helfen, aber ich kann das trotzdem nicht einfach so auf sich beruhen lassen.«

»Es tut mir ja auch leid, wenn ich jetzt ein bisschen drängeln muss, aber …«

Wir hatten inzwischen beinahe die Hecktür erreicht, und die Politesse stand keine zwei Meter neben uns. Ich beugte mich etwas zu ihr hin und senkte meine Stimme.

»Die Dame ist leider … wie soll ich sagen? Es sollte zwischen zwei Toilettengängen nicht allzu viel Zeit liegen, wenn Sie verstehen …«

Die Politesse blinzelte irritiert.

»Argh!«, stöhnte die Alte auf, und die Uniformierte erschrak, weil sie den Laut für einen Hinweis hielt, dass es höchste Zeit war, dass mein Fahrgast zügig aufs nächste Klo kam. Ich wusste es besser, weil sie ihre Fingernägel dazu erstaunlich schmerzhaft in meinen Arm krallte und mich wütend anfunkelte. Doch alles tat die erhoffte Wirkung, die Politesse steckte ihr Handy weg und half mir, meine Kundin auf die Rückbank zu bugsieren. Kurz darauf flitzte ich los, und als wir um die nächste Ecke gebogen waren, knallte mir eine Hand gegen die Hinterkopf.

»Aua! Wofür war das denn jetzt?«

»Ich bin nicht inkontinent!«, raunzte die Alte. »Merken Sie sich das, Sie Flegel!«

Nachdem sich die Frau telefonisch über mein Verhalten beschwert hatte, zog mich der Chef von den Krankenfahrten ab und warf mich ins Haifischbecken des normalen Taxigeschäfts.

»Kannst dir aussuchen, ob du lieber am Bahnhof oder am Krankenhaus warten möchtest«, sagte er noch, und nach den bisherigen Erfahrungen war meine Entscheidung schnell getroffen.

Am Bahnhof standen schon einige andere Taxis, und die ersten beiden Fahrer lehnten an ihren Autos und palaverten, als rechneten sie für die nächsten Minuten nicht mit Kundschaft. Ich stellte mich ans Ende der Schlange und wartete. Nach einer halben Stunde waren zwei Fahrgäste zum Taxistand gekommen, aber die zehn Meter, die ich dadurch mit meinem Wagen nach vorne rücken konnte, machten den Kohl nicht wirklich fett. Wenn es in diesem Tempo weiterging, würde ich heute keine Tour mehr abbekommen. Der Fahrer des Wagens an der Spitze der Kolonne lehnte mit verschränkten Armen neben der Hintertür und starrte Löcher in die Luft, für den Bahnhofseingang hatte er keinen Blick übrig.

Dort aber kam jetzt ein Typ zum Vorschein, der gestresst wirkte. Jeans, Hemd und Jackett, Turnschuhe, eine getönte Brille mit knallrotem Gestell. Buchautoren gingen so zu ihren Lesungen. Start-up-Gründer, die in ihrer Hausbank noch auf gut Wetter machen mussten, kleideten sich auf diese Weise. Oder Unternehmensberater, die ihrer biederen Klientel nicht nur laue Tipps, sondern auch einen Hauch Extravaganz verkaufen wollten. Der Typ eilte ins Sonnenlicht, eine braune Ledertasche flog an einem breiten Riemen hinter ihm her und schwang nach vorn, als er abrupt stehen blieb, sich gehetzt umschaute, fahrig die Brille ins wirre Haar hinaufschob und aussah, als würde er gleich um Hilfe rufen. Der erste Fahrer in der Taxikolonne machte keine Anstalten, ihn zu sich zu winken, ihn überhaupt zur Kenntnis zu nehmen, und der zweite blieb regungslos in seinem Wagen sitzen, weil er ja noch nicht an der Reihe war. Als der Hektiker begann, die Bussteige ins Visier zu nehmen, startete ich den Motor, scherte aus der Schlange aus und schnitt ihm den Weg ab.

Aus dem Augenwinkel bemerkte ich zwar noch, wie sich der Kollege auf Platz eins nun doch zu etwas Aufmerksamkeit bequemte, aber ich konnte nicht weiter auf ihn achten, wollte ich nicht meinen potenziellen ersten Kunden über den Haufen fahren. Der Mann war erst in Richtung der Busse gehastet, hatte dann einen unerwarteten Schwenk auf die Taxis zu gemacht, und ich musste gleichzeitig auf die

Bremse treten und nach rechts lenken, um den Mann nicht unter, sondern in mein Auto zu bekommen. Er blieb auch wirklich heil, aber seine Ledertasche klatschte gegen den Kotflügel, und einer der Metallverschlüsse rutschte danach mit einem hässlichen Kratzgeräusch nach unten. Der Mann sah mich mit schreckgeweiteten Augen an, blinzelte, bemerkte endlich das Taxischild auf dem Dach und eilte zur linken Hintertür. Er riss sie auf, ließ sich auf die Rückbank fallen und zog die Tür wieder zu. Zweimal musste er das wiederholen, weil er in der Eile die Ledertasche noch nicht weit genug ins Wageninnere gezerrt hatte.

»Wo soll's denn hingehen?«, fragte ich mit einem Blick in den Innenspiegel und versuchte, so zu klingen, wie ich mir einen erfahrenen Taxikutscher vorstellte.

»Zum Kongresszentrum«, keuchte er und fügte hinzu: »In der Hegelstraße.«

»Es gibt in der Stadt nur ein Kongresszentrum«, erwiderte ich etwas hochnäsig, legte den ersten Gang ein und wollte gerade losfahren – da hörte ich einen Knall vom Wagendach. Kollege Nummer eins stand mit hochrotem Gesicht neben der Beifahrertür und schlug seine fleischige Faust auf die Karosserie. Ich ließ das Seitenfenster herunter und lächelte ihn freundlich an, was ihn nur noch wütender machte.

»Ich würde das lassen«, riet ich ihm. »Das ist Dragans Karre, der mag keine Dellen.«

Der andere warf einen Blick auf den Duftbaum, den er wohl erkannte, wurde blass, seine Faust verharrte in der Luft, und er trat einen schnellen Schritt zurück.

»Danke«, rief ich ihm noch zu und fuhr los. Im Rückspiegel sah ich ihn breitbeinig stehen, die linke Faust neben der Hüfte geballt, die rechte wütend in die Luft gestoßen. Ein paar der türkischen Schimpfworte, die er mir hinterherschickte, waren mir geläufig, aber dann war das Seitenfenster auch schon wieder zu und es herrschte relative Stille. Ich setzte den Blinker und brachte das Taxi an der Stoppstelle zum Stehen. Klick-di-klack, klick-di-klack – dann war es vorbei mit der Ruhe. Mitten in den entspannenden Beat des Blinkrelais kam von hinten ein Satz, der Folgen hatte.

»Entschuldigen Sie bitte, aber ich habe es etwas eilig, ich bin spät dran. Vielleicht könnten Sie …?«

Es gibt Sätze, die passen auf bestimmte Berufsgruppen wie die Faust aufs Auge. Sie wissen schon, der Sportlehrer am Ende der Stunde: »Alle Speere zu mir!« Der Fallschirmspringer, als er in den Bodennebel eintaucht: »Diese Wolke nehme ich noch mit!« Für mich galt jahrelang: »Der frühe Vogel kann mich mal, denn erst die zweite Maus bekommt den Käse.«

Aber einer schlägt sie alle – denn wartet nicht jeder Taxifahrer, ob in der Schlange am Bahnhof oder im stockenden Stadtverkehr, auf diesen einen Satz: »Folgen Sie dem Wagen da vorn!« Mein Fahrgast wollte zwar keine Verfolgungsjagd, aber ein Rennen gegen die Uhr war mindestens zweite Wahl, und das gleich an meinem ersten Arbeitstag hinter dem Steuer!

»Wie viel Zeit haben wir denn noch?«, fragte ich, vor

allem, um die Bestätigung zu bekommen, dass ich mich nicht verhört hatte.

»Keine zehn Minuten, fürchte ich«, kam es zerknirscht von hinten.

»Das schaffen wir«, beruhigte ich ihn, aber als ich mein Shirt zurechtzupfte, als ich die Arme durchstreckte und mich kurz gegen die Rückenlehne presste, als ich den Kopf hin und her drehte, um meine Nackenmuskulatur zu lockern, und schließlich probeweise im Leerlauf das Gaspedal zweimal durchdrückte, wirkte der Mann auf der Rückbank nicht so beruhigt. Ich konnte jedenfalls ein Aufflackern von Angst in seinen Augen erkennen, und er sah sich nach etwas um, an dem er sich gleich würde festhalten können.

Und dann ging es auch schon los.

Zehn Minuten sind nachts für diese Strecke kein Problem, wenn man etwas Glück mit der Ampelschaltung hat. Doch während ich nicht vorhatte, mich von Ampeln aufhalten zu lassen, war im Moment deutlich mehr Verkehr als mitten in der Nacht. So gesehen, waren zehn Minuten ein sportlicher Plan, und ich hatte keine Zeit mehr zu verlieren. Der Kleinwagen, der von links heranrollte, war für Dragans Benz ohnehin kein Gegner, also schoss ich über die Fahrbahn, kurbelte das Lenkrad herum, um dem Lieferwagen von rechts auszuweichen, und gab Gas. Der Kleinwagen schlitterte mit quietschenden Reifen gegen den kleinen Kiosk am Rand des Bahnhofsvorplatzes, der Transporter tauchte durch die Vollbremsung zwar vorne tief in die Federung ein, doch das Gewicht seiner Ladung schob ihn noch halb über den Zebrastreifen. Er konnte von Glück sagen, dass ich mit meinem Kavalierstart die Fußgänger schon dazu gebracht hatte, sich mit beherzten Sprüngen in Sicherheit zu bringen. Nur ein älterer Herr mit Stock, der entweder nicht mehr schnell genug oder schon ein wenig lebensmüde war, blieb auf dem äußersten weißen Strich stehen und sah mürrisch zu, wie der Lieferwagen nur Zentimeter an ihm vorbeirutschte. Kaum war das Gefährt zum Stehen gekommen, da begann der Alte auch schon, mit seinem Gehstock auf die Windschutzscheibe des Transporters einzuschlagen. Paketfahrer haben einen wirklich harten Job, und Menschen, die viel online bestellen, ist oft gar nicht jede Gefahr bewusst, in die sie diese armen Geschöpfe mithilfe von Zalando, Amazon und Konsorten bringen.

Aber darum konnte ich mich im Moment nicht kümmern, ich hatte ein Ziel zu erreichen, und das innerhalb einer knapp gesetzten Frist. Einen Moment lang bedauerte ich, dass ich nicht über Martinshorn und Blaulicht verfügte, aber es zeigte sich, dass auch ein Taxi, das mit aufheulendem Motor heranbraust und hupt, in der Lage ist, Rettungsgassen zu organisieren. Zwei-, dreimal konnte ich genug Schwung aufnehmen, um auch dem Gegenverkehr deutlich zu machen, dass ich es eilig hatte, und als das an der dritten Engstelle nicht klappte, erreichte ich den Radweg auf der anderen Straßenseite gerade noch rechtzeitig, bevor das bremsende Cabrio nur Zentimeter an meiner Heckklappe vorbeirutschte. Der erste Radler verpasste dem linken Kotflügel von Dragans Kombi einen weiteren Kratzer, die drei anderen stürzten mehr oder weniger geschickt auf den Grünstreifen neben dem Weg, und dann fädelte ich durch eine Lücke im Verkehr auch schon wieder auf meine eigentliche Fahrspur ein.

Alles lief wie geschmiert, aber anstatt mir für den bisherigen Zeitgewinn dankbar zu sein, lag mein Fahrgast totenbleich schräg auf der Rückbank und klammerte sich mit beiden Händen an den Griff über der rechten Hintertür. Er atmete mehrmals ein und aus, dann drückte er die Tür auf und stakste davon.

Offenbar musste ich noch einen Zahn zulegen, wenn ich Trinkgeld haben wollte.

Das Hämmern gegen die Seitenscheibe weckte mich, und erst dachte ich, die türkische Nummer eins von der Bahnhofsschlange sei mir bis hierher gefolgt, um mich zur Rede zu stellen oder Schlimmeres. Dann erkannte ich den Fahrgast von vorhin und ließ das Fenster herunter.

»Sind Sie doch zu spät gekommen, hat man Sie nicht mehr reingelassen?«

»Doch, hat man. Ich war pünktlich, und ohne mich konnten sie ohnehin nicht anfangen.«

Er sah aus, als müsste mir seine Bemerkung irgendetwas sagen, aber ich schaute so fragend wie zuvor, also bequemte er sich zu einer Erklärung und deutete mit dem Daumen hinter sich.

»Ich habe da drin einen Vortrag gehalten, es war natürlich ausverkauft, und das Signieren danach ging fast länger als der Auftritt selbst.« Er seufzte übertrieben, sah aber nicht so aus, als würde er das wirklich bedauern. »Was will man machen?«

Er musterte mich.

»Und was haben Sie in den vergangenen zweieinhalb Stunden gemacht?«, fragte er.

Erschrocken blickte ich zur Uhr.

»Haben Sie etwa die ganze Zeit verschlafen?«

»Sieht so aus«, brummte ich schulterzuckend. »Ich bin gut in so was.«

»Können Sie mich noch ins Hotel fahren?«

»Klar, wenn Sie mir die Adresse nennen.«

»Unter einer Bedingung ...«

»Und welcher?«

»Diesmal habe ich Zeit, und ich hätte gern, dass Sie sehr langsam fahren und sich an die Verkehrsregeln halten.«

»Geht klar«, sagte ich, und hatte wenig später die Huper hinter mir.

Er logierte im teuersten Hotel der Stadt, und als er mir anbot, mich noch auf einen Drink in der Hotelbar einzuladen, war ich einverstanden. Die Zentrale hatte vorhin nicht so geklungen, als wäre mir eine lange Karriere als Taxikutscher beschieden, da sollte ich bezahlte Getränke vielleicht mitnehmen, solange sich die Gelegenheit bot.

»Sie fahren also Taxi ...«, sagte er, als wir schon vor dem zweiten Glas saßen.

»Eigentlich bin ich Student.«

»Okay, und was wollen Sie mal werden?«

»Student ist okay, das würde mir reichen.«

Das Grinsen, das um seinen Mund spielte, ärgerte mich ein bisschen.

»Ich muss nur noch was finden, wovon ich meine Miete bezahlen kann«, fügte ich hinzu. »Nach meiner Eilfahrt für Sie war das heute wohl mein letzter Tag im Taxi.«

Dass es auch mein erster war, ließ ich unerwähnt.

»Das tut mir leid«, sagte er und wirkte ehrlich betrübt. »Aber warum machen Sie es nicht einfach wie ich?«

»Wie Sie? Wie machen Sie es denn?«

Er blinzelte, dann grinste er noch breiter als vorhin.

»Sie haben mich bisher echt noch nicht erkannt?«

Ich kramte in meinem Gedächtnis. Mir war es, als hätte ich die wirre Frisur, das Jackett und die braune Ledertasche mit dem breiten Riemen schon einmal irgendwo gesehen. Aber wo, fiel mir gerade nicht ein.

»Nein«, gab ich zu. »Kennen wir uns denn?«

»Ich Sie nicht, aber dass Sie mich kennen, wäre nicht so ungewöhnlich …«

Er ließ den Satz ein wenig wirken, aber als bei mir offensichtlich kein Groschen fiel, lehnte er sich auf seinem Hocker ein wenig zurück und warf sich in die Brust.

»Ich bin Mats Fermin.«

Wieder ließ er eine Pause und schaute mich erwartungsvoll an. Diesmal tat ich ihm den Gefallen und nickte zu einem »Ah, jetzt …!«, obwohl ich nicht den geringsten Schimmer hatte, wer dieser Typ war und warum ich seinen Namen kennen sollte.

»Dachte ich mir's doch«, entgegnete er jetzt zufrieden. »Und: Welchen meiner Ratgeber haben Sie gelesen?«

»Keinen«, konnte ich schlecht antworten, denn ich wollte nicht riskieren, dass er seine Einladung verärgert zurücknahm. Zwei Gläser Whisky waren hier teurer als in meinen üblichen Lokalen ein üppiges Abendessen.

»Ich … äh …«, stammelte ich und tat so, als würde ich in meiner Erinnerung nach den Titeln der zahlreichen Ratgeber suchen, die ich von Mats Fermin schon verschlungen hatte.

»Einen allzu großen Eindruck scheint mein Buch nicht hinterlassen zu haben«, sagte er schließlich, wirkte aber eher belustigt als verstimmt. »Und, genau genommen, ist es mir auch egal – Hauptsache, Sie haben das Buch gekauft.«

Seinem entspannten Gesichtsausdruck entnahm ich, dass er am Verkauf seiner Ratgeber ordentlich verdiente, und das weckte durchaus mein Interesse.

»Ah, jetzt sehe ich es in Ihren Augen blitzen!«, rief er triumphierend aus.

Er war laut geworden, und ich blickte mich kurz um. Am anderen Ende des Tresens saß ein Mann, der sehr nach einsamem Vertreter aussah und dessen Augen beständig den Raum nach potenzieller Begleitung scannten. Doch die einzige Frau, die sich in der Bar aufhielt, war eindeutig nicht seine Liga: etwa in meinem Alter, sehr hübsch auf eine Art, die nicht viel Schminke brauchte, und als sie sich ebenfalls kurz in der Bar umsah, blieb ihr Blick für einen winzigen Augenblick an meinem hängen. Doch dann war der Moment auch schon wieder vorüber, und sie widmete sich dem Mann, der ihr an dem kleinen Ecktisch gegenübersaß. Der Typ trug einen teuren Anzug, eine vermutlich maßgeschneiderte Mischung aus schick und lässig, und er machte sich ziemlich wichtig. Dass er mit der jungen Schönheit lieber jetzt als nachher die Bar verlassen hätte, war jeder seiner Gesten anzusehen, doch als er sich etwas vorbeugte und ihr unter dem Tisch eine Hand aufs Knie legte, wischte sie sie weg, ohne dafür auch nur einen Moment lang ihr verbindliches Lächeln zu verlieren.

»Sie brauchen natürlich noch ein Thema«, hörte ich Mats Fermin neben mir sagen.

Ein Thema? Was für ein Thema? Wie lange hatte ich nicht zugehört, und was hatte ich in dieser Zeit alles verpasst? Fermin warf dem Paar in der Ecke einen kurzen Blick zu und zwinkerte mir dann verschwörerisch zu.

»Ach so, Sie waren abgelenkt. Ich kann Sie gut verstehen, die Kleine ist ein hübsches Ding. Aber wenn Sie eine Chance haben wollen, eine Frau von diesem Kaliber für sich zu interessieren, sollten Sie mehr zu bieten haben als einen leeren Geldbeutel und den Berufswunsch ›ewiger Student‹.«

Er taxierte die Frau noch einmal, bevor er sich wieder mir zuwandte.

»Ich könnte Ihnen ja jetzt demonstrieren, welchen Unterschied es in einem solchen Fall macht, wenn man reich und berühmt ist, aber die Kleine ist nicht mein Typ. Ich mag's etwas handfester, wenn Sie verstehen.« Er zeigte sein bisher unsympathischstes Grinsen. »Aber Sie glauben mir sicher auch so, dass man als erfolgreicher Buchautor einen Schlag bei Frauen hat, nicht wahr?«

Er wartete meine Antwort nicht ab, sondern leerte sein Glas und orderte Nachschub für uns beide.

»Sie nehmen doch auch noch einen?«, fragte er erst danach.

So ging es eine Weile, und als die junge Frau und ihr Begleiter die Bar verließen, waren wir schon einige Getränke weiter. Ich hatte nicht mitgezählt, aber ich hörte, wie die Zunge meines Gönners allmählich schwerer wurde, und vermutlich hatte ich auch schon mal deutlicher gesprochen. Wir warfen uns inzwischen die Geschäftsideen zu wie Bälle, und mit jedem Glas fanden wir unsere Ideen bestechender. Dann wankte Mats – wir waren inzwischen per Du – zur Toilette, und als er zurückkam, machte er sich gar nicht mehr die Mühe, wieder auf den Hocker zu kraxeln, sondern lehnte sich schwer gegen den Tresen.

»Pass auf, Daniel, das is alles schön un gut, was wir da redn, aber lassas ersmal. Schreib liebern Buch. Dsheißt: Wir brauchn'n Thema für dein ersn Ratgeber! Ich hab Kontakte und helf dir auch, dassu ein Verlag finst.« Er rieb Zeigefinger und Daumen gegenüber und lachte röchelnd. »Dafür nehm ich etws Pro… Provision, aber kei'Angst: 's bleibt genug Geld für dich üühbrch.«

»Dassis nett vonnir, Mats, aber was hassu dvon – außerdr Provision? Undie wirft ja auch nur was ab, wennas Buch 'n Erfolg wird.«

»Das wird su hunnert Prosent ein Erfolg, mein Lieber! Su hunnert Prosent! Du brauchs bloß 'n gutes Thema, mehr nich!«

»Okee, un was nehm ich?«

»Irgenwas, ds du gut kanns.« Er prostete mir zu. »Was kannsn gut?«

Das Schulterzucken brachte ich gleich zustande, aber eine richtige Antwort musste warten, bis der Barkeeper nachgefüllt hatte.

»Mir fällt nix ein«, gab ich zu.

»Awas, ds gibs nich! Irgenwas mussdu … irgenwie … Was is mit Anbaggern? Nennstu 'türlich Flirten oder so, aber du wollts doch vorhin … mit der Schönen da hintn …«

»Hassu nich selbs gesagt, dass ich ersma reich un berühmt sein muss, um bei so 'ner Frau landn su können?«

»Stimmt auch wieder. Was is mit … mit … kannstu was mit Tieren? Odr Flanzen?«

Ich machte große Augen, und er lachte glucksend.

»Nein, nichso, ich meine … ach, egal. Was is mit Powernapping?«

»Nickerchen, meinsu?«

»Genau, Nickerchen. Und?«

»Nö«, sagte ich, ohne mich zu bewegen, weil mir vorhin, als ich mal den Kopf geschüttelt hatte, etwas schwindlig geworden war.

»Power… Momenmal … Powercooking?«

»Nö.«

»Powerwalking?«

»Zu anstrengend.«

»Powerspaziering?«, schlug er vor, und wir beide lachten und konnten fast nicht mehr damit aufhören, was uns strenge Blicke des Barkeepers einbrachte. Der Mann schätzte uns aber offenbar richtig ein, denn er begann, seine Gläser zu polieren und alle Zutaten für Drinks wegzuräumen. Demnächst war für uns wohl Schicht in diesem Laden.

Ich hob beschwichtigend beide Hände, musste mich aber mit einer der beiden gleich wieder am Tresen festklammern, weil ich sofort ins Schwanken geriet.

»Power… Power…«, brabbelte Mats weiter. »Weissu, mir fällt jetz nix mehr ein.«

»Powerboring kann ich«, schlug ich vor und lachte, diesmal aber leiser.

»Un was soll das sein?«

»Langeweile. Da bin ich Profi, seit Jahren, das kannsu mir glaubn.«

»Powerboring«, wiederholte er ein paarmal, dann hellte sich seine Miene auf. »Okee, das isses, glaub ich. Powerboring … nich schlecht, Daniel.«

Er sah müde aus, aber einmal noch brachte er eine pfiffige Miene zustande.

»Un aus dir un deinem Buch, ach wassagich: aus deim Bessselllr mach ich auch selber noch 'n Ratgeber. Ich helf dir, bissas Buch raus is, un dann schreib ich darüber, wie ich geholfn hab …« Er breitete die Hände über sich aus, als ziehe er ein Banner straff. »… den ewign Studentn Daniel sum Bessselllrautorn su machn.«

Ich machte wohl nicht das hellste Gesicht, er stutzte und fügte hinzu: »'türlich nur, wennir's recht is …«

»Isses, isses, ahls gut. Un du hilfs mir?«

»Ich helf dir, Ehrenwort! Gimmir fümf …«

Wir hoben die Hand und schlugen Löcher in die Luft, aber auch das fanden wir vor allem zum Lachen, und schließlich warf uns der Barkeeper raus. Im Hotelfoyer schwankte Mats wie ein Schilfrohr in einer steifen Brise, und er brauchte einige Zeit, bis er die Zimmerkarte aus der Hose gezerrt hatte. Dann kramte er erneut, diesmal in einer Brusttasche seines Hemds. Seine Visitenkarte wurde dadurch etwas zerknittert, aber dieses Schicksal hätte sie sonst spätestens in dem Moment ereilt, als ich versuchte, sie mir in die Hosentasche zu stopfen.

»Un wie komms du jetz heim?«, fragte er.

»Mim Taxi«, antwortete ich wahrheitsgemäß, und auf seinen erschrockenen Blick fügte ich lachend hinzu: »Soll man doch, oder? Hassu was getrunken, nimm Bus, Bahn … oder Taxi.«

Damit schwang ich mich herum und konzentrierte mich auf die breite Ausgangstür, die auch zum Glück rechtzeitig zur Seite zischte, damit ich unbeschadet an die frische Luft kam.

KAPITEL 4

HAST DU ZIELE? DAS GIBT SICH

Der nächste Morgen war fürchterlich. Als ich das erste Mal leidlich wach wurde, drehte sich mein WG-Zimmer um mich, und das wurde auch nicht besser, als ich einen Fuß herausstreckte und auf den Boden stellte. Beim zweiten Mal schaffte ich es immerhin, mich zur Toilette zu schleppen und auf dem Rückweg in der Küche ein Glas Leitungswasser hinunterzustürzen. Und als ich zum dritten Mal an diesem Tag die Augen öffnete, stach mir das Sonnenlicht schmerzhaft mitten in den pochenden Schädel. Ich setzte mich auf die Bettkante, massierte mir die Schläfen und warf eine Kopfschmerztablette ein. Mein Mund wurde staubig und bitter, bis ich in die Küche getappt war und die Tablette dort mit reichlich Wasser herunterspülte.

Ich versuchte, aus den in meinem Kopf kreisenden Bruchstücken den vergangenen Abend zu rekonstruieren. Zunächst war ich tatsächlich zu dem Taxi gewankt, mit dem ich meinen letzten Fahrgast zum Hotel gebracht hatte – aber nur, um die Tageseinnahmen einzustecken. Einen Teil verwendete ich dafür, einen anderen Fahrer des Taxiunternehmens zu bezahlen, der mich nach Hause fuhr. Dem Kollegen – nein, natürlich: dem *ehemaligen* Kollegen – übergab ich auch gleich den Schlüssel von Dragans Benz, damit der Chef den Wagen am nächsten Tag abholen lassen konnte. Der Rest des Abends blieb im Nebel.

Zwei Tassen Kaffee halfen ein bisschen, ein Brötchen vom Vortag noch ein bisschen mehr, aber als ich den Kühlschrank öffnete, um nach drei trockenen Bissen einen passenden Belag zu finden, wehte der Geruch von altem Käse und frischem Gemüse heraus, und ich hatte einen Moment lang Probleme, Brot und Kaffee bei mir zu behalten. Immerhin fiel mir danach der Rest ein: wie ich mühsam die Treppe zur WG hinaufgetorkelt war, wie mich Edgar gleich im Flur abgepasst und ich ihm auf dem Weg zum Klo aus dem Rest der Tageseinnahmen eine Anzahlung auf die fällige Miete gezahlt hatte.

Die Uni musste heute auf mich verzichten, das sagte mir das, was mein Kater vom gesunden Menschenverstand übrig ließ. Ich versuchte, mich zu erinnern, ob ich heute irgendwo in einem neuen Job krachend scheitern durfte. Mir fiel zum Glück kein Termin ein, auch auf meinem Handy war nichts Entsprechendes gespeichert. Als ich mein Handy in die Hose steckte, raschelte es in der Tasche. Ich griff hinein und zog die zerknitterte, eselsohrige Visitenkarte von Mats Fermin heraus. Die Erinnerung an den langen Abend in der Hotelbar ließ das Pochen zwischen meinen Schläfen noch etwas mehr anschwellen, aber dann fiel mir der Tipp wieder ein, den Mats mir gegeben hatte: einen Ratgeber zu schreiben und damit reich und berühmt zu werden.

Das Rezept kam mir zwar ein bisschen zu simpel vor, aber da ich gerade ohnehin nichts anderes vorhatte – außer vielleicht, auf meinem Bett den Tag hindurch langsam vor mich hin zu leiden –, konnte ich mich genauso gut an ein paar ersten Seiten versuchen. Der Akku des Laptops war fast leer, aber das Ladekabel reichte von der Bettkante bis zur nächsten Steckdose. Also ließ ich mir noch einen Kaffee aus der Maschine und schrieb schon los, während der Akku noch geladen wurde.

Powerboring – Thema und Titel standen ja schon fest. Doch mehr hatte ich auch nach einer Stunde noch nicht. Ich surfte durch mehrere Online-Buchhandlungen und suchte nach den erfolgreichsten Ratgebern. Mats Fermin war tatsächlich unter den gefragtesten Autoren, seine größten Erfolge waren *Schlaf dich schlau* und *Die Bärlauch-Methode – In zehn Schritten vom Lauch zum Bär.* Aus dem, was er und die anderen zwischen zwei Buchdeckel gebracht hatten, konnte ich einige Regeln ableiten, die erfolgreiche Autoren in ihren Bestsellern aufstellten:

1. *Du bist in Ordnung, hast aber noch Potenzial.*
2. *Mein Buch hilft dir, dieses Potenzial zu nutzen.*
3. *Nimm jeden meiner Tipps für bare Münze.*
4. *Geh deinen eigenen Weg – Schritt für Schritt nach meinen Tipps.*
5. *Verstehe, um wie viel besser mein Buch dein Leben gemacht hat.*

Auf mich wirkte das ein bisschen wie die Zehn Gebote, die Moses auf dem Berg Sinai entgegennahm. Tu dies und lass jenes – und die Zahl Fünf muss in diesem Zusammenhang niemanden irritieren. Denn nach dem einen Ratgeber will natürlich schon der nächste befolgt werden, und die Regeln setzen sich fort:

5. *Verstehe, um wie viel besser mein Buch dein Leben gemacht hat.*
6. *Du bist in Ordnung, hast aber noch Potenzial.*
7. *Mein Buch hilft dir, dieses Potenzial zu nutzen.*
8. *Nimm jeden meiner Tipps für bare Münze.*
9. *Geh deinen eigenen Weg – Schritt für Schritt nach meinen Tipps.*
10. *Verstehe, um wie viel besser mein Buch dein Leben gemacht hat.*

All diese Bücher zielten darauf, dass sich die Leser anhand der dort abgedruckten Tipps optimieren sollten. Dass sie ihrem Leben neuen Schwung, ihrer Karriere neue Impulse, ihrem Körper eine bessere Form, ihrem Denken eine klarere Richtung, ihrem Willen neue Nahrung geben sollten. Das war alles so ziemlich das Gegenteil dessen, was ich mir unter Powerboring vorstellte.

Also schloss ich das Browserfenster und dachte eine Weile darüber nach, was ich den Lesern meines kommenden Bestsellers vermitteln wollte. Powerboring … was musste man dafür tun? Und dann fiel mir der erste Merksatz ein, der gut als Kapiteltitel taugen würde:

Tu erst einmal … nichts!

Das war's: sich konzentriert zu langweilen, sich dem Powerboring hinzugeben, bedeutete doch zuallererst: nichts zu tun. Nichts zu wollen. Einfach die Zeit verstreichen zu lassen, ohne irgendetwas zu leisten.

Ich versuchte es mit einigen weiteren Formulierungen. Manche verwarf ich, einige schafften es in meine allmählich wachsende Sammlung von Slogans:

Zeig dem Stress dein Gähnen!

Zu spät kommst du auch morgen noch!

Ja, ja, gleich irgendwann!

Ich ging die Liste noch einmal durch, dann strich ich die Ausrufezeichen am Ende der Slogans – dieses aggressive Satzzeichen sah zu sehr nach Wollen, Sollen und Anstrengung aus. Und allmählich fielen mir zu den einzelnen Sätzen kleine Geschichten ein. Handreichungen, wie man bequem durch den Tag kommt, dadurch zusätzliche Energie fürs Feiern in der Nacht gewinnt – was wiederum dazu führt, dass man danach einen Tag braucht, durch den man möglichst bequem kommen kann.

Der perfekte Kreislauf.

Als ich zum ersten Mal daran dachte, mir noch einen Kaffee aus der Maschine zu lassen, war ich überrascht, dass schon zehn Seiten geschrieben waren – und zweieinhalb Stunden vergangen. Und am meisten verblüffte mich, dass ich den Kaffee nicht trank, während ich auf dem kleinen Balkon neben der Satellitenschüssel stand und über die Stadt schaute, sondern dass ich die Tasse zum Laptop mitnahm und sofort weitertippte.

Es wurde dunkel, ohne dass ich es gleich bemerkte. Ich aß kalte Ravioli direkt aus der Dose und ließ mir einen von Edgars probiotischen Joghurts schmecken, dann schrieb ich auch schon weiter. Irgendwann in der Nacht trank ich zu den letzten Seiten ein Bier, schlüpfte unter die Bettdecke, wurde erstaunlich früh am Morgen wach, ließ mir noch schnell einen Kaffee aus der Maschine und hackte die nächsten Absätze in die Tastatur.

Es lief ähnlich gut wie am Vortag, fast noch ein bisschen besser. Kurz vor zehn wurde ich auf dem Handy angerufen, und als ich nach ein paar Sekunden dranging, sah ich auf dem Display, dass es im Lauf der vergangenen Stunde schon drei vergebliche Anrufe gegeben hatte. Die hatte ich im Eifer wohl überhört.

»Na, Daniel«, fragte meine Mutter mit spöttischem Unterton, »hab ich dich geweckt?«

»Nein«, sagte ich.

Ich widersprach wohl etwas zu entrüstet, denn als Antwort lachte meine Mutter schallend.

»Ich hab wirklich nicht mehr geschlafen. Ich arbeite.«

»Ach?«, machte sie und verstummte.

Offenbar war jetzt ich an der Reihe, zu erklären, was ich mit »ich arbeite« meinte. Ich tat ihr den Gefallen, soweit es meinen Plan betraf, einen Ratgeber zu schreiben – das Thema des Buches ließ ich aber ebenso unerwähnt wie meine gescheiterten Versuche, einem etwas gängigeren Job nachzugehen.

»Du schreibst einen Ratgeber?«, hakte sie nach. Nach dem Ende meiner Erzählung hatte sie eine ziemlich lange Pause gelassen, die sie vermutlich gebraucht hatte, um die Information zu verdauen. Und noch immer klang sie verblüfft.

Nun rückte ich mit der Sprache heraus über meinen Tag am Steuer eines Taxis, ließ aber auch hier große Teile meiner Erlebnisse aus. Ich hoffte, dass das Treffen mit dem Bestsellerautor trotz der vielen Lücken im geschilderten Tagesablauf plausibel wirkte, und wirklich ließ es meine Mutter dabei bewenden.

»Dagmar hat von diesem Mats Fermin auch schon was gelesen, glaube ich.«

Mutters beste Freundin verschlang Ratgeber aller Art, und obwohl sie tatsächlich Tipps in allen Lebensbereichen gut brauchen konnte, gab es meinem Dafürhalten nach die für sie wichtigsten Themen nicht auf dem Ratgebermarkt: »Wie höre ich damit auf, eine tratschende Giftspritze zu sein?« Und: »Wie verkneife ich es mir, extrem peinlich mit den Ehemännern meiner Freundinnen zu flirten?« Das wären die ersten beiden Titel, die ich für sie auf die Wunschliste gesetzt hätte. Mein Vater war nicht ihr Typ, was vermutlich der Hauptgrund dafür war, dass sie noch immer mit meiner Mutter befreundet sein konnte.

»Und Fermin will dir wirklich helfen, einen Verlag zu finden?«

»Ja, hat er gesagt.«

»Okay … und nebenbei fährst du weiterhin Taxi?«

»Dazu wird mir die Zeit nicht reichen«, gab ich zu, und gerade noch rechtzeitig fügte ich hinzu: »Vorlesungen und Prüfungen habe ich ja auch noch …«

Wir plauderten noch ein wenig, und ich versuchte nebenbei auszuloten, wie meine Mutter meine Nachricht aufgenommen hatte. Sie war nachdenklich geworden, und als sie auflegte, ließ sie durchblicken, dass sie noch einmal mit Vater über mein Studium und die Arbeit an dem Buch reden wollte. Wenn sie damit meinte, dass sie mich finanziell wieder unterstützen wollte, war das Einverständnis meines Vaters nur noch eine Formsache. Wie in vielen Ehen in der Generation meiner Eltern führte auch mein Vater nach außen hin das große Wort – doch vorher sagte ihm seine Frau, was dieses große Wort sein sollte.

Und wirklich stand zwei Tage später Edgar in der Tür und zahlte mir den Vorschuss auf die Miete zurück. Der Dauerauftrag war wohl wieder eingerichtet und die fällige monatliche Zahlung nachgeholt worden.

Das Schreiben machte mir mehr Spaß als erwartet. Und noch mehr überraschte mich, wie lange dieser Spaß anhielt. In der ersten Woche hatte ich noch einige Vorlesungen und Tutorien besucht, aber dann hatte ich alle Prüfungen verschoben, das musste mindestens bis zum nächsten Semester warten. Für Shari musste ich mir keine Zeit mehr nehmen: Sie rief mich eines Abends an und teilte mir mit, dass unsere Beziehung beendet sei. Und weil sie ziemlich genau diese Worte benutzte, wusste ich auch, dass es ihr Ernst war – und dass sie den Text vor dem Telefonat notiert und auswendig gelernt hatte.

Trotzdem wollte ich wenigstens den Grund dafür erfahren.

»Du weißt schon«, knurrte sie und klang in diesem Moment ganz anders als sonst in unseren Gesprächen, »dass du Tonne während deiner Probeschicht ganz schön geschädigt hast, oder? Um ein Haar hätte er mich rausgeworfen, weil ich dich ihm empfohlen habe.«

»Vermutlich hat er dir auch anvertraut, warum er dich niemals rauswerfen wird«, ätzte ich. »Ich sehe deutlich vor mir, wie sich Tonne an dich rangeschmissen hat, als er dir gesagt hat, warum er dich trotz allem ungern als … Mitarbeiterin verlieren würde.«

Die Pause tat mir schon in der nächsten Sekunde leid, aber das spielte keine Rolle mehr. Shari hatte nach »verlieren« aufgelegt.

Auch im *Bogey* schaute ich erst nach vier Tagen Pause wieder vorbei. Die Jungs reagierten sehr unterschiedlich darauf, dass ich an einem Buch schrieb. Frans war es egal, Hoby fand es spannend, und Gerry war wohl vor allem froh, dass ich dann wenigstens keinen Unsinn als Wachmann mehr anstellen würde. Nur Seb horchte auf, als ich den Namen meines Förderers nannte.

»Mats Fermin? Echt?«, fragte er. »Dann hast du doch noch mit ihm gesprochen, als er zum Set kam?«

Ich sah ihn fragend an.

»Na, Fermin – der kam doch in dem Taxi zur Halle, dem du fast vor den Kühler gerannt wärst.«

»Nein, wir haben uns erst später kennengelernt.«

Und dann gab ich meine Versuche zum Besten, einen Job zu ergattern. Seb und Gerry hörten sich die Episoden, die ihre Arbeitgeber betrafen, etwas säuerlich an, aber die anderen fielen vor Lachen fast vom Stuhl. Und als ich meinen Abend in *Tonne's Tresen* und meinen Tag als Taxifahrer schilderte, amüsierten sich alle köstlich.

»Und was wirst du deinen Lesern raten?«, fragte Gerry.

»Sich gepflegt zu langweilen.«

Gerry stutzte, dann lachte er schallend, und die anderen fielen mit ein. Seb orderte eine Runde Kaffee für uns, und dann stießen wir darauf an, dass ich hoffentlich bald ein landesweit berühmter Ratgeberautor sein würde.

»Wenn das Buch erschienen ist, lässt du dich für eine kleine Serie mit Lifehacks zu uns ins Studio einladen«, brachte Seb zwischen zwei Lachanfällen hervor. »Auf das Gesicht, das Vea macht, wenn du die Halle betrittst, freu ich mich jetzt schon!«

In der *Bogey*-Runde hatte ich mich an diesem Nachmittag für ein, zwei Wochen abgemeldet. Und nachdem ich den anderen versprochen hatte, ihnen zu Bier, Wein und Pizza in Hobys Junggesellenbude aus meinem Ratgeber vorzulesen, noch bevor jemand anders ihn zu lesen bekam, vergrub ich mich wieder in meinem Zimmer und schrieb weiter.

Die Seiten flogen nur so dahin, allerdings musste ich auch Lehrgeld zahlen. Nachdem ich eines Abends das Gefühl hatte, dass ich zu zwei, drei Gläsern Wein besonders flott vorangekommen war, las ich das Geschriebene am nächsten Morgen durch – und löschte von allem, was nach dem ersten Glas entstanden war, das meiste wieder.

Kaffee, Wasser, Kleinigkeiten zu essen zwischendurch – damit ging es einige Tage lang. Danach versuchte ich, mir einen etwas gesünderen Rhythmus anzugewöhnen, aß im Chinesen oder Italiener ums Eck ein Sparmenü von der

Mittagskarte. Doch während ich dort saß und auf meine Bestellung wartete, wurde ich so unruhig, dass ich von da an nur noch Essen bestellte und abholte oder gleich liefern ließ und es in der Küche zu mir nahm, während ich nebenbei Notizen für die nächsten Kapitel machte.

Etwas mehr als drei Wochen nach dem durchzechten Abend in der Hotelbar hackte ich »*Ende*« in die Tastatur und hängte noch ein kleines Nachwort an, in dem ich mich für Inspirationen und Anregungen bedankte – und für die Unterstützung durch Mats Fermin. Es war ein eher schmales Büchlein geworden, aber ich hatte darin alles untergebracht, was ich zum Erlernen von Powerboring für wichtig hielt. Und einer der Slogans, die ich mir für Kapitelüberschriften zurechtgelegt hatte, war inzwischen zum Untertitel des Buches geworden. Auf der ersten Seite stand nun:

Powerboring – Zeig dem Stress dein Gähnen

Am nächsten Tag ließ ich das Manuskript links liegen, ging spazieren und schaute im *Bogey* vorbei. Ich war zu früh dran, um die anderen zu treffen, und als Shari mit ihrer Freundin Jenny an die Theke trat, um einen Kaffee für den Weg nach wohin auch immer abzuholen, drehte ich mich ein wenig zur Seite und tat, als habe ich sie nicht bemerkt. Dabei starrte ich so angestrengt aus den Augenwinkeln zu ihr hin, dass ich das traurige Lächeln auf ihrem schönen Gesicht sah. Und als die beiden gegangen waren, taten mir Kopf und Herz etwa gleich weh. Der Kopf wegen der unnatürlichen Verrenkung meiner Augäpfel und das Herz, weil das Lächeln vor allem Mitleid ausgedrückt hatte.

Meine Premierenlesung verabredete ich mit den Jungs per Textnachricht, und bis zum ersten Abend, an dem weder Seb noch Gerry Dienst hatten, blieb mir genug Zeit, den Text meines Ratgebers noch einmal zu überarbeiten. Ich fügte noch ein, zwei Anekdoten ein, feilte noch an manchen Formulierungen und verpasste den Kapiteltiteln den letzten Schliff. Dann fühlte ich mich bereit, mit meinem kommenden Bestseller ins Licht der Öffentlichkeit zu treten, auch wenn es sich dabei zunächst nur um die stylishen Lampen in Hobys Wohnung handelte.

Außer meinem Laptop mit dem Manuskript brachte ich zu Hoby noch ein paar Dosen Bier mit. Als ich eintraf, waren die anderen schon da. Mir wehte der Duft von Pizzateig, Tomatensoße, Knoblauch, warmer Salami und Meeresfrüchten entgegen, und unser Gastgeber hatte Speisen und Getränke so reichlich eingekauft und bereitgestellt, dass meine Bierdosen nicht wirklich ins Gewicht fielen.

Anfangs fühlte ich mich ein wenig albern, meinen Freunden aus dem Buch vorzulesen, als seien sie ein richtiges Publikum, das extra für mich in eine Buchhandlung oder in den Veranstaltungsraum einer Bücherei gekommen war. Doch als ich die ersten Lacher erntete und sogar Frans ab und zu wohlwollend grinste, wurde ich lockerer und hatte bald sogar Spaß daran, ausgewählte Passagen zum Besten zu geben.

Es wurde ein schöner Abend, auch ein langer, und danach lag ich zufrieden im Bett und malte mir aus, wie ich nach Veröffentlichung meines Ratgebers Räume, Säle, Hallen füllen und auf einer Welle von Jubel und Bewunderung durch mein künftiges Leben surfen würde. Diese Euphorie war eher den zahlreichen Getränken als meinem Erfolg an diesem Abend geschuldet. Am nächsten Morgen hatte ich wieder Kopfschmerzen, wenn auch nicht so schlimme wie nach dem Gespräch mit Mats Fermin in der Hotelbar. Und mir war klar, dass ich noch einiges tun musste, um *Powerboring* im Regal einer Buchhandlung zu sehen, geschweige denn auf dem Plakat mit den *Spiegel*-Bestsellern der Woche.

Der erste Schritt war, Mats Fermin an sein Versprechen zu erinnern – und sich anschließend für das Gespräch mit jenem Verlag zu wappnen, dem Mats mein Buch schmackhaft machte. Ich nahm seine Visitenkarte zur Hand, doch dann verwarf ich die erste Idee, ihn einfach anzurufen. Stattdessen nahm ich mir vor, ihn nach dem nächsten Vortrag zu treffen, den er in der Umgebung hielt, und ihn dort mit dem fertigen Manuskript zu überraschen.

Mats' Homepage war modern gestaltet, und auf der Seite mit den Auftritten waren beeindruckend viele Termine untereinander aufgelistet. Im Moment absolvierte er die letzten Stationen einer Lesereise durch das südliche Bayern, aber in ein paar Tagen würde er in der Nachbarstadt auftreten, die gut mit der Bahn erreichbar war. Ich buchte ein Studententicket in der Mitte des Saals und ließ mir im Browser den Fußweg vom dortigen Bahnhof zum Veranstaltungsort anzeigen: Zehn Minuten wurden angegeben, das war in Ordnung – allerdings war mir heute die Strecke von der WG zum hiesigen Bahnhof etwas zu weit. Ich überlegte. Wenn ich zur Taxizentrale spazierte, konnte ich mich dort erkundigen, ob mit der Rückholung von Dragans Wagen alles geklappt hatte. Ich wollte auch genug Geld einstecken, um die Tageseinnahmen zu ersetzen, die ich mir geborgt hatte, falls der Chef darauf bestehen würde. Und den Rest der Strecke bis zum Bahnhof würde ich danach bequem mit dem Bus zurücklegen, der nur fünfzig Meter von der Taxizentrale entfernt hielt.

Als ich am Tag von Mats Fermins Lesung meinen Rucksack schulterte und losmarschierte, regnete es schwach, aber beständig. Ich kam an *Tonne's Tresen* vorbei und wollte die Kapuze meiner Regenjacke zur Sicherheit tiefer ins Gesicht ziehen, als mir der laminierte Zettel auffiel, der an der Eingangstür hing. »Vorübergehend geschlossen«, stand dort. Ob Dragan so kräftig zugeschlagen hatte, dass Tonne nach wie vor im Krankenhaus lag? Gerade begann ich, meinem angeknacksten Herzen ein gemeines Grinsen zu gönnen, da lief vor meinem geistigen Auge plötzlich ein ganz anderer Film. Shari und Tonne spielten die Hauptrollen, und der Grund für die vorübergehende Schließung spielte sich auf einem breiten Sofa in einem der Hinterzimmer der Bar ab. Ich blieb stehen, atmete ein paarmal tief ein und aus, bis Shari, Tonne und das Sofa verschwunden waren. Der Regen blieb mir leider treu, er wurde sogar stärker, und die letzte Pfütze vor der Taxizentrale gab meinen Turnschuhen den Rest.

Und so stand ich auf einem Bein unter dem Vordach des Bürocontainers, in dem die Buchhaltung des Taxiunternehmens geführt wurde, und schüttelte das andere, um wenigstens einen Teil des Regenwassers wieder aus dem Schuh zu bekommen.

Das Fenster des Containers wurde geöffnet, und der Chef der Taxizentrale erkannte mich sofort.

»Da schau her! Unser Fahrer des Monats!«

»Hallo, Chef«, sagte ich, aber er winkte nur ab.

»Zum Glück nicht mehr«, rief er mir zu und lachte freudlos.

»Ich wollte fragen, ob mit Dragans Wagen alles geklappt hat – ich hab einem seiner Kollegen den Schlüssel gegeben.«

Der Chef machte ein mürrisches Gesicht und nickte an mir vorbei in Richtung Straße.

»Das klärst du am besten direkt mit Dragan.«

Das Fenster wurde schwungvoll geschlossen, aber der Chef blieb dahinter stehen und beobachtete mich weiter. Damit war er sicher vor dem Regen. Und womöglich auch vor Dragan? Ich drehte mich um. Das Taxi hatte nur einen Meter von mir entfernt am Straßenrand angehalten, nun stieg Dragan aus und spurtete mit eingezogenem Kopf zu mir unters Vordach. Er überragte mich auch in dieser geduckten Haltung, und als er sich aufrichtete, schüttelte er sich ein paar Regentropfen vom Kragen seiner Lederjacke und starrte mich dann an, recht finster, wie mir schien. Das tat er gerade so lange, dass sich mein Magen verknotete, dann zogen sich die Ränder des akkurat gestutzten Schnurrbarts leicht nach oben, und ein warmes Lächeln verwandelte die bedrohliche Gaunervisage in das freundlichste Gesicht, das man sich vorstellen kann.

»Mensch, Daniel«, sagte er und haute mir eine seiner Pranken so fest auf die Schulter, dass ich ein wenig in die

Knie ging. »Bist nass geworden, was? Warum gehst du auch zu Fuß bei diesem Scheißwetter? Nimm dir doch ein Taxi!«

Er lachte sich fast kaputt über seinen lahmen Scherz, und weil ich noch immer nicht ganz sicher war, dass ich von ihm nichts zu befürchten hatte, lachte ich ein bisschen mit.

»Aber sag, wie geht's dir?«

Er musterte mich und wirkte leidlich zufrieden mit dem, was er sah.

»Dein Chef meinte, ich solle mit dir noch klären, dass ich deinen Wagen nicht hierher zurückgebracht, sondern einfach vor einem Hotel stehen und ihn von deinen Kollegen habe abholen lassen.«

Dragan stutzte, warf dem Chef, der noch immer hinter dem Fenster stand, einen strengen Blick zu. Als ich mich daraufhin umdrehte, war dort niemand mehr zu sehen. Nur die Gardine wackelte noch ein bisschen.

»Ach, dieser Erbsenzähler!«, rief Dragan aus, klatschte mir seine zweite Pranke auf die andere Schulter und drehte mich ohne erkennbare Mühe so um, dass ich ihm wieder gegenüberstand. »Der soll mal froh sein, dass du für mich eingesprungen bist!«

»So furchtbar froh war er am Ende doch nicht, glaube ich.«

»Wieso? Lief doch ganz gut, soweit ich gehört habe.«

»Es gab Beschwerden.«

»Ja, meine Güte, die alten Mädels ...« Er lachte kehlig. »Die wollen halt den durchtrainierten Dragan und nicht so einen untätowierten Lauch von der Uni. Und Frau Rösler fand es eigentlich ganz lustig, wie du die Politesse reingelegt hast.«

Sein Lachen wurde etwas lauter. Mit Frau Rösler war offenbar die Alte gemeint, die ich zum Zahnarzt gefahren hatte.

»Das hat sie zunächst anders gesehen. Erst hat sie mir eine verpasst, weil ich sie als inkontinent hingestellt habe – und dann hat sie sich beim Chef über mich beschwert.«

»Ach, die Agathe hat sich längst wieder eingekriegt.«

»Und einen deiner Kollegen habe ich auch verprellt.« Ich dachte nach und korrigierte mich: »Mindestens einen.«

»Weil du dich am Bahnhof vorgedrängelt hast?« Dragan lachte schon wieder. »Da soll sich Murat mal nicht so anstellen. Der Kollege im zweiten Wagen hat's mir erzählt, und er hat auch gesagt, dass Murat erst gar nicht reagiert hatte und dass der Kunde kurz davor war, statt eines Taxis den Bus zu nehmen – das kann ja keiner wollen!«

»Gut, dass du das so siehst. Murat hat es nicht so gut aufgenommen.«

Ich hatte nur ganz kurz zum Taxi hingeschaut, aber Dragan hatte meinen Blick bemerkt.

»Wo hat er draufgehauen?«

Ich zuckte mit den Schultern, weil ein petzender Lauch sicherlich noch weniger galt als ein schweigender. Doch Dragan brauchte meinen Hinweis gar nicht.

»Na ja«, kombinierte er, »wenn du am Bahnhof an der Warteschlange vorbeigefahren bist, kam er von rechts und wollte dich vermutlich durch die Beifahrertür zur Rede stellen. Also wenn, dann hat er dort aufs Dach gehauen, um dich zum Anhalten zu bringen.«

Dragan ging in den Regen hinaus und musterte die betreffende Stelle. Als er zurückkam, glänzten seine Haare vom Regen, aber seine Mundwinkel zuckten.

»Nichts zu sehen«, sagte er. »Da hat Murat Glück gehabt.«

Glück gehabt … Mir kam in den Sinn, was dem Auto kurz nach Murats Schlag widerfahren war, und ich schluckte trocken. In Gedanken hörte ich geradezu, wie der Metallverschluss von Mats Fermins Umhängetasche über den Lack ratschte, und die Erinnerung an den Aufprall des Radfahrers vorne links bereitete mir fast körperliche Schmerzen. Das stand mir wohl ins Gesicht geschrieben, aber Dragan deutete meine Miene falsch.

»Na, komm, Daniel: Um Murat musst du dir keine Sorgen machen. Wie gesagt, da ist nicht die kleinste Macke zu sehen. Auch der linke Kotflügel ist wieder in Ordnung. Da waren zwei Kratzer drin, ein kleiner und ein etwas größerer.«

Ich dachte noch fieberhaft darüber nach, wie ich Dragan schonend beibringen konnte, was passiert war, da krachte auch schon seine Hand auf meine Schulter, und er lachte dröhnend. Ich sah ihn verblüfft an.

»Ist ja echt nett, dass du dir wegen meines Wagens einen Kopf machst. Aber es hilft ja nichts. Das werden irgendwelche Idioten gewesen sein, die nachts, als das Taxi vor *Tonne's Tresen* stand, nicht ungestraft daran vorbeigekommen sind. Der Lack war nicht allzu sehr beschädigt, das konnte ich wegpolieren.«

»Gut«, sagte ich erleichtert, vielleicht eine Spur *zu* erleichtert, denn Dragan quittierte mein Aufatmen mit einem breiten Grinsen.

»Übrigens ging auch die Delle, die dieser Bartrampel mir hinten rechts reingeworfen hat, wieder astrein raus.«

»Die Bar ist noch geschlossen. Ich bin eben dran vorbeigekommen.«

»Das wird sie wohl auch noch ein paar Tage bleiben. Als die Bullen mich wieder laufen ließen, bin ich noch einmal zu dieser Bar hin. Ich habe Tonne … überredet, mit mir kurz hinten rauszugehen. Dort habe ich ihm erklärt, dass er mich nicht noch einmal wegen so einer Lappalie anschwärzen soll. Zumal ja, genau genommen, er angefangen hat. Und weil ich mir nicht sicher war, ob er das auch verstanden hat, habe ich ihm noch zwei, drei mitgegeben.«

Dragan wirkte sehr zufrieden mit sich. Als er sah, dass ich ihn tadelnd ansah, zuckte er mit den Schultern und versuchte sich ziemlich erfolglos an einer zerknirschten Miene.

»Außerdem schulde ich dir noch Geld«, sagte ich und kramte einen Briefumschlag mit Geldscheinen aus dem Rucksack. »Als ich dein Taxi vor dem Hotel stehen ließ, habe ich die Tageseinnahmen mitgenommen. Davon bezahlte ich deinen Kollegen, der mich heimbrachte, und für mein WG-Zimmer war auch Miete fällig.«

Dragan blinzelte mich verblüfft an.

»Lass stecken, Daniel. Das ist dein Geld. Du bist schließlich mein Taxi gefahren, also gehören die Tageseinnahmen auch dir.«

»Danke. Das haben nicht alle so gesehen, für die ich in letzter Zeit zur Probe gejobbt habe.«

»Das ist aber nicht in Ordnung, das solltest du dir nicht gefallen lassen. Wenn du willst, fahr ich gleich jetzt zu dieser TV-Klitsche raus und hole deinen Lohn dort ab.« Dragan hatte schon den Schlüssel zum Taxi in der Hand. »Außerdem zum Wachdienst, zu *Tonne's Tresen* … wohin noch?«

»Lass gut sein, Dragan. Die meisten wären ohne mich besser dran gewesen, ich war keinem dieser Betriebe eine große Hilfe.«

»Meinem Bruder hast du den Arsch gerettet.«

»Das mag sein, aber er und der Chef des Security-Ladens haben nicht gerade dieselben Interessen.«

»Stimmt auch wieder.«

Dragan dachte nach, dann grinste er.

»Schade eigentlich. Mindestens Tonne hätte ich zu gern noch einmal Bescheid gestoßen.«

»Untersteh dich!«

Er lachte.

»Und was hast du jetzt vor, so nass, wie du bist?«

»Ich wollte mir ein Taxi nehmen, das mich zum Bahnhof bringt.«

»Und dann?«

»Mit dem Zug in die nächste Stadt, wo ich eine Lesung besuchen will.«

Dragan überlegte einen Moment.

»Warte kurz«, sagte er und verschwand im Bürocontainer. Keine zwei Minuten später kam er wieder heraus und deutete auf sein Taxi. »Steig ein. Ich fahr dich jetzt nach Hause, dort kannst du dir trockene Klamotten anziehen, und dann bring ich dich zu dieser Lesung.«

»Das ist nett, aber …«

»Quatsch nicht, steig ein. Mit dem Zug fahren – das kommt ja schon mal überhaupt nicht infrage!«

Er lachte wieder, und als ich bald darauf frisch gekämmt, in trockenen Kleidern und mit einem anderen Rucksack neben ihm saß, fand ich die Wendung, die der Tag genommen hatte, durchaus angenehm. Die Fahrt verging wie im Flug, obwohl sich Dragan penibel an alle Beschränkungen hielt. Er erzählte von seiner Zeit in U-Haft, und seine Erzählungen ließen durchblicken, dass er sich hinter Gittern auskannte. Dass er vorübergehend im Knast gesessen hatte, schien ihm nicht viel auszumachen, aber um seinen jüngeren Bruder machte er sich Sorgen. Der gab sich erst gar nicht mit einem legalen Job ab und hatte sich ganz auf Einbrüche und Ähnliches verlegt.

»Mit Danko hab ich immer wieder Scherereien«, brummte er, als wir auf der Schnellstraße die Abfahrt zu der Stadthalle nahmen, in der Mats Fermin heute auftreten würde. »Meine Eltern sind bis zum Schluss an ihm verzweifelt. Heute hat er von der Familie niemanden mehr außer mir – aber auch von seinem älteren Bruder lässt er sich schon lange nichts mehr sagen. Ab und zu kann ich ihm aus der Patsche helfen, aber glaubst du, er wäre mir dankbar dafür?«

Dragan winkte mit der rechten Hand, bevor er sie wieder aufs Lenkrad legte.

»Aber lassen wir das. Wer hält denn die Vorlesung, die du dir anhören willst?«

»Lesung, nicht Vorlesung«, korrigierte ich ihn im Reflex. Nicht nur wegen Dragans müdem Lächeln fühlte ich mich sofort wie ein Klugscheißer. »Er heißt Mats Fermin. Du hattest den Mann auch schon mal im Wagen. Er war dein Fahrgast, als wir uns vor der Produktionshalle zum ersten Mal begegnet sind.«

»Ach, der? Und, was schreibt der für Bücher?«

»Ratgeber«, und als Dragan mich daraufhin zweifelnd ansah, fügte ich hinzu: »Tipps, wie man besser durchs Leben kommt, mehr Geld verdient und abnimmt, so was eben.«

»Ich weiß schon, was Ratgeber sind. Aber gibt es wirklich Leute, die einen Fremden dazu brauchen, in ihrem Leben etwas zu ändern, das ihnen nicht guttut?«

»Offenbar Millionen. Die Bücher von Fermin und den anderen verkaufen sich wie geschnitten Brot.«

»Verrückte Welt«, schnaubte Dragan und schüttelte den Kopf. »Dann schreib doch du auch so was. Du suchst nach einer Möglichkeit, Geld zu verdienen – und leichter als mit einem bisschen Schreiben wird das ja vermutlich nicht gehen.«

Ich deutete auf den Rucksack, den ich zwischen die Beine geklemmt hatte.

»Schon passiert.«

»Echt? Du hast auch so ein Buch geschrieben? Cool!«

Dragan setzte den Blinker und bog in die Straße ab, die zur Stadthalle führte.

»Welche Tipps gibst du deinen Lesern denn?«

»Erst mal … nichts zu tun.«

Er sah mich verdutzt an.

»Das Buch heißt *Powerboring* – es geht darum, sich gepflegt zu langweilen. Einfach mal die Füße hochzulegen und nichts zu tun, nichts zu wollen und ganz bei sich zu sein.«

Eine Minute lang schaute Dragan stumm zur Windschutzscheibe hinaus, dann nickte er.

»Klingt gut. Das Buch kauf ich mir. Und ich lass es mir natürlich signieren.« Er deutete auf den Rucksack. »Hast du ein paar Exemplare dabei?«

»Da ist nur das Manuskript drin. Der Ratgeber ist noch nicht erschienen, ich hab noch nicht mal einen Verlag.«

»Das wird schon«, munterte Dragan mich auf.

Er lenkte das Taxi an den Straßenrand. Die Stadthalle befand sich etwa vierzig Meter entfernt. Direkt vor dem Haupteingang standen drei Reisebusse hintereinander, deren Fahrgäste der Halle zustrebten und sich in die Schlange vor der Kasse einreihten.

»Da bin ich auch ganz zuversichtlich. Mats Fermin hat mir versprochen, dass er mein Manuskript persönlich dem Verlag vorschlagen will, in dem seine Bestseller erscheinen.«

»Dann hoffen wir mal, dass er sich an sein Versprechen erinnert, wenn du ihn nachher darauf ansprichst. Das hast du doch vor, oder warum solltest du sonst deinen Text zu Fermins Lesung mitbringen?«

»Genau das ist der Plan. Und er wird ziemlich überrascht sein, dass ich das Manuskript schon fertig habe. Es ist nämlich noch nicht viel Zeit vergangen, seit er mir den Rat gegeben hat, selbst einen Ratgeber zu schreiben. Er wird sich also auf jeden Fall noch an unser Gespräch erinnern.«

»Aber vor seiner Lesung willst du ihn sicher nicht stören …«

»Natürlich nicht.«

»… und nach der Lesung, falls sie erfolgreich ist, schwebt er vermutlich auf Wolke sieben.«

Dragan bemerkte, dass er in mir mehr Zweifel schürte, als er wollte. Das war kein Kunststück, denn genau diese Bedenken gingen mir in den Nächten, seit ich *Ende* getippt hatte, auch immer wieder durch den Kopf.

»Ach, was red ich da!«, schlug Dragan einen viel optimistischeren Ton an. »Das wird klappen, und falls er sich nicht an sein Versprechen halten will, sagst du ihm, dass ich draußen auf ihn warte – dann wird das schon.«

Er lachte und nickte zur Halle hin.

»War natürlich nur Spaß.«

»Danke«, sagte ich.

Ich stieg aus und stellte mich in die Schlange der Besucher. Dragan wartete noch kurz, dann fuhr er winkend an mir vorbei und war auch schon kurz darauf aus meinem Blickfeld verschwunden.

Die Halle war gut gefüllt, das Publikum wartete gespannt auf den Star des Abends, und als er die Bühne betrat, brandete lauter Applaus auf. Ich hatte einen guten Blick auf die Bühne. Mats zog eine tolle Show ab, ließ hinter sich pfiffige Grafiken und kurze Videos auf eine Leinwand projizieren. Er sprach immer wieder einzelne Zuschauer gezielt an, holte über den Abend verteilt zwei junge Frauen und einen Mann mittleren Alters zu sich ins Rampenlicht und befragte sie zu den Erfolgen, die sie nach der Lektüre seiner Ratgeber gehabt hatten. Der Mann erzählte von seiner Beförderung und davon, dass er nebenbei auch das Rauchen aufgegeben habe – was ihm zuvor jahrelang nicht gelungen sei. Eine der beiden Frauen, ein aufgedrehtes Mädchen in einem kurzen Kleid, kicherte mehr, als dass sie sprach, aber Mats brachte es trotzdem fertig, dass sie mit Beifall von der Bühne ging. Die andere Frau – sie kletterte rund zwanzig Minuten vor dem Ende der Veranstaltung zu Mats hinauf – steckte in etwas zu engen Jeans, und ihr weit fallendes Oberteil ließ genau die Figur erahnen, die Mats in der Hotelbar wohl mit »handfest« gemeint hatte. Die beiden flirteten ziemlich ungeniert, und sie hauchte ihren Erfolgsreport so euphorisch und mit einem so schmachtenden Augenaufschlag, dass ich mich nicht gewundert hätte, wenn sie sich ihm danach an den Hals geworfen hätte. Als sie die Stufen in den Saal hinunterging, folgte ich ihr mit dem Blick. Auf dem Stuhl links von ihr saß eine ähnlich junge Frau, die sie abklatschte und fröhlich auf sie einplapperte. Rechts von ihr wirkte ein Mann in ihrem Alter ziemlich sauer und verfolgte den Rest der Lesung mit vor der Brust verschränkten Armen.

Als Mats mit der letzten Lesepassage zum Ende kam und sich nach einem launigen Spruch von seinen Zuhörern verabschiedete, teilte sich das Publikum. Knapp die Hälfte schlenderte angeregt plaudernd zur Halle hinaus, die anderen bildeten eine Schlange vor dem Büchertisch. Dort saßen bereits zwei Frauen, die neben die mannsgroßen Fermin-Plakate an der Wand noch das Logo ihrer Buchhandlung aufgehängt und vor sich einige Ratgeber aufgestapelt hatten. Als Mats auf dem freien dritten Stuhl Platz nahm, kam Bewegung in die Leute. Er signierte geduldig und unterhielt sich nebenbei mit seinen Lesern. Nur sehr langsam wurde die Schlange kürzer, und ich beobachtete seine Fans, während er schrieb und schrieb und munter mit ihnen redete. Einige schoben ihm fast schon verschämt die Bücher hin, die sie schon vorher gekauft und zur Veranstaltung mitgebracht hatten, andere deckten sich direkt vor Ort ein. Mats war zu allen freundlich, fragte nach der richtigen Schreibweise von Vornamen und kritzelte eine Widmung nach der anderen.

Ab und zu warf er einen kurzen Blick in den Saal, wohl auch, um abzuschätzen, wie lange die Schlange vor dem Büchertisch noch war. Als er mich zum ersten Mal sah, wie ich entspannt inmitten leerer Sitzreihen saß und wartete, schaute er nur irritiert. Auf den zweiten Blick erkannte er mich wieder und nickte mir lächelnd zu. Danach sah er gelegentlich zu mir herüber, aber meistens war seine Aufmerksamkeit von den Männern und Frauen vor ihm in Beschlag genommen. Auch die junge Frau, mit der er auf der Bühne geflirtet hatte, kam schließlich an die Reihe. Mit ihr unterhielt er sich ein bisschen länger als mit den anderen, und als ihr Buch signiert war, machte sie ein paar Schritte zur Seite und sah Mats zu.

Ihr missmutiger Begleiter und die Freundin traten zu der jungen Frau. Ich konnte nicht verstehen, was sie und der Mann zueinander sagten, aber das kurze Gespräch schien ziemlich schnell in einen Streit zu münden. Jedenfalls wandte er sich schließlich brüsk um, marschierte dem Ausgang zu und drängte auf seinem Weg einige gemächlich gehende Besucher beiseite. Die beiden Frauen blieben dagegen eine Weile an ihrem Platz und sahen Mats weiterhin zu. Als es ihnen zu lang wurde, setzten sie sich auf zwei freie Stühle am Rand einer Sitzreihe, von der aus sie Mats gut sehen konnten.

Irgendwann waren die letzten Besucher zufriedengestellt und machten sich daran, die Halle zu verlassen. Mats verabschiedete sich von den beiden Buchhändlerinnen, die auch sofort damit begannen, die restlichen Bücher in Rollkoffer zu verpacken. Dann erhob er sich, streckte den Rücken durch und sprach kurz mit den beiden Frauen, bevor er zu mir kam.

»Hallo, äh …«, begrüßte er mich. Einen Moment schien er nach meinem Vornamen zu suchen, dann hatte er seinen kleinen Hänger auch schon überspielt. »Hat dir die Lesung gefallen?«

»Ja, war sehr unterhaltsam.«

»Das freut mich. Und, hast du schon mit deinem Ratgeber angefangen?«

Immerhin, er konnte mich tatsächlich noch einordnen.

»Ich bin sogar schon fertig«, sagte ich und tätschelte den Rucksack, den ich mir über eine Schulter gehängt hatte. »Das Manuskript ist hier drin.«

Nun machte er große Augen.

»Wow, nicht schlecht!«

»Du wolltest dir den Text durchlesen, wenn er fertig ist.«

»Und ich wollte es auch meinem Verlag zeigen – ich weiß das noch, keine Sorge. Obwohl wir ja an diesem Abend nicht ganz nüchtern ins Bett gegangen sind.«

Er grinste, aber dann zuckte er entschuldigend mit den Schultern.

»Im Moment ist es allerdings nicht so günstig. Die beiden wollten noch ein Glas mit mir trinken gehen.«

»Und die eine ist genau dein Fall, stimmt's?«

»Allerdings.«

Er schmunzelte, dann sah er mich an, als hätte er ein schlechtes Gewissen. Ich hatte wohl meine Enttäuschung nicht ganz verbergen können. Im nächsten Moment hatte er eine Entscheidung getroffen.

»Komm doch einfach mit! Zwei Frauen, zwei Männer, das passt doch wunderbar. Los, komm!«

Er hakte mich unter und nahm mich kurzerhand zu den beiden mit. Die Drallere der beiden begrüßte mich freundlich, strahlte aber nach einem kurzen Nicken sofort wieder Mats an. Ihre Freundin schien nicht so ganz damit einverstanden, dass plötzlich ein weiterer Begleiter ins Spiel kam.

»Am besten stellt ihr euch selbst vor«, plauderte Mats drauflos. »Ich bin der Mats.«

Die beiden Frauen kicherten.

»Ich bin die Lilly«, sagte die Dralle und fuhr sich schnell durch ihre schwarze Kurzhaarfrisur.

»Manu.«

»Daniel.«

»Prima«, flötete Mats. »Und wo wollen wir vier Hübschen jetzt hin? Ihr kennt euch doch in eurer Stadt am besten aus.«

Manu musterte mich. Offenbar hielt ich einigen schnell gezogenen Vergleichen stand, aber anders als Mats war ich eben kein Promi und fiel deswegen dann doch durchs Raster.

»Daniel ist übrigens ein Kollege von mir«, sagte Mats.

Er hatte Manus kritischen Blick richtig gedeutet. Sofort war ihr Interesse wieder geweckt, und ich lächelte sie an. Sie hatte ein hübsches, schmales Gesicht, war klein, sehr schlank, und ihre brünetten Haare fielen locker über ihre Schultern.

»Er hat gerade sein erstes Buch geschrieben«, fuhr Mats fort. »Jetzt wollen wir schauen, dass er einen Verlag findet.«

Das interessierte Blitzen in Manus Augen erlosch, und sie wandte sich wieder Mats zu. Wir verließen die Halle durch einen Seitenausgang. Unterwegs bat Mats noch eine Frau, die er uns als seine Managerin vorstellte, sein Gepäck aus der Garderobe holen und ins Hotel bringen zu lassen. Dann standen wir draußen. Die Luft war noch feucht vom Regen, aber der inzwischen wolkenlose Himmel spendierte uns funkelnde Sterne und einen halben Mond. Ich konnte das in Ruhe genießen, denn beide Frauen drängten sich um

Mats. Ich war das vierte Rad am Trike, und ich suchte nach einer Möglichkeit, mich zügig aus dieser Runde ausklinken zu können, ohne beleidigt zu wirken.

Kurz darauf stellte sich heraus, dass ich mir darüber nicht lange Gedanken machen musste. Ein Taxi rollte heran und blieb direkt neben uns stehen. Manu zog die Hintertür auf und schlüpfte auf die Rückbank, Lilly schob Mats hinterher. Er winkte mir noch kurz zu, bevor Lilly die Tür hinter sich zuzog und das Taxi anfuhr. Dann stand ich allein vor der Stadthalle, setzte den Rucksack richtig auf und sah mich um, ob jemand die Szene beobachtet hatte. Tatsächlich lehnte zwanzig Meter weiter an der Fahrplantafel der Bushaltestelle eine stark geschminkte Frau, die sich nun von der Tafel abstieß und langsam auf mich zukam. Ich hatte einen Verdacht, was sie beruflich machte, und keine Lust, ihr Kunde zu werden.

»Achtzig«, sagte sie ansatzlos, als sie mich erreicht hatte.

»Kein Interesse«, murmelte ich nur und wollte los, da hielt sie mich am Ärmel fest.

»Sechzig?«

»Entschuldigen Sie bitte, aber ich möchte wirklich nicht …«

Ich blickte genervt auf ihre Hand hinunter. Sie ließ los und stöckelte davon. Womit hatte ich sie nun doch so schnell überzeugt? Ich schaute mich um. In einiger Entfernung sah ich einen Streifenwagen langsam näher kommen. Die Polizistin auf dem Beifahrersitz ließ das Fenster herunter und musterte mich ungnädig. Ich trollte mich, und als ich mich noch einmal umdrehte, war die Frau nirgendwo mehr zu sehen, und auch der Streifenwagen nahm wieder Fahrt auf.

Kopfschüttelnd ging ich den Gehweg entlang, zunächst nur mit dem Ziel, möglichst viel Strecke zwischen mich, der Stadthalle und der Bushaltestelle zu bringen. Vierter von drei, angeblicher Freier auf dem Straßenstrich – was mochte dieser Abend noch für mich bereithalten?

Zunächst eine kleine Eckkneipe, die von außen ebenso wenig hermachte wie im Inneren. Mir war nach Bier und einer Kleinigkeit zu essen. Das Bier war gut, gegessen hätte ich lieber nichts, und so kam zum zweiten Bier ein Schnaps dazu. Außer mir schien jeder das Können des hiesigen Kochs zu kennen, denn nirgendwo sonst stand ein Teller auf dem Tisch. Einer, der mir während der letzten Bissen zugeschaut hatte, prostete mir durch den halben Raum hinweg zu und grinste. Ich zuckte mit den Schultern, grinste zurück und widmete mich wieder meinem Bier.

Nachdem mich Mats nach seiner Lesung hatte stehen lassen, war das genau die Menge an Unterhaltung, die mir vorschwebte. Dragans Bemerkung ging mir durch den Kopf. Ob Mats sich wirklich nicht mehr an sein Versprechen erinnerte? Ob er das damals alles gar nicht so gemeint hatte? Immerhin waren wir beide am Ende hackedicht aus der Bar gewankt.

Irgendwann zog ich das Manuskript aus dem Rucksack und überflog noch einmal einige Passagen, die ich für besonders gelungen hielt. Als ich zum Nachwort kam, dachte ich kurz daran, den Namen meines Förderers zu streichen, kam aber zu dem Schluss, dass das beleidigt wirken würde – was ich ja auf jeden Fall vermeiden wollte. Stattdessen schrieb ich Mats eine Textnachricht, dass ich es ein andermal noch einmal versuchen wollte – oder ihm das Manuskript auch mailen könnte. Und für den Fall, dass er sich meine Handynummer genauso wenig gemerkt hatte wie meinen Vornamen, unterschrieb ich die Nachricht mit vollem Namen.

Zweieinhalb Stunden lang saß ich in der Kneipe, beobachtete die anderen Gäste und senkte den Kopf, als meine Bloß-nicht-Bekanntschaft von der Bushaltestelle auf einen Obstler vorbeischaute. Doch sie hatte nur Augen für ihr kleines Glas, legte ein paar Münzen auf die Theke und verschwand wieder nach draußen, ohne mit jemandem gesprochen zu haben. Auch zum Wirt hatte sie nichts gesagt. Er wusste wohl, was dieser Gast zu dieser Zeit wollte.

Ich packte das Manuskript wieder ein, bezahlte und verließ die Kneipe. Zum letzten Zug nach Hause hatte ich noch genügend Zeit, um gemächlich zum Bahnhof spazieren zu können. Ich hatte nicht mehr weit zu gehen, da vibrierte mein Handy.

»Hallo, Daniel«, rief Mats.

Er klang aufgedreht und sehr zufrieden.

»Bist du noch in der Stadt?«

»Nicht mehr lange«, antwortete ich.

Zweihundert Meter vor mir erhob sich die schäbige Fassade des Bahnhofsgebäudes. Bis zur Abfahrt meines Zugs musste ich noch fast zwanzig Minuten warten.

»Lust auf ein Bier?«, fragte er.

»Nein, Bier hatte ich heute schon genug.«

»Aber ich würde noch eins vertragen. Ich lad dich ein, gern auch zu einem Wein oder einem Cocktail.«

»Mein Zug fährt in einer Viertelstunde«, wandte ich ein, aber Mats ließ keinen Widerspruch gelten.

»Ich lass dich mit dem Taxi nach Hause bringen, oder ich bezahle dir ein Zimmer. Mach dir da mal keinen Kopf. Ich will auf jeden Fall jetzt dein Manuskript sehen, und gleich morgen mail ich meiner Lektorin und besorg uns einen Termin im Verlag. Versprochen ist versprochen.«

Und so ging ich zum Taxistand und nannte dem Fahrer des ersten Wagens den Namen des Hotels, in dem Mats heute Nacht logierte. Der Fahrer verzog das Gesicht.

»Gut, dass ich noch vollgetankt habe«, brummte er.

Dann fuhr er hundert Meter die Straße runter, wendete und blieb auf halber Strecke zurück zum Bahnhof vor einem schick beleuchteten Sandsteinbau stehen. Ich zahlte den Mindestpreis, legte noch ein paar Euro Trinkgeld drauf und machte, dass ich aus dem Wagen kam. Der junge Mann, der in Livree neben dem Eingang stand, hatte offenbar die ganze Fahrt meines Taxis beobachtet. Er nickte mir kurz zu, und um seine Mundwinkel zuckte es verräterisch.

In der Lobby des Hotels war nicht viel los. Der Nachtportier besprach sich hinter seiner wuchtigen Empfangstheke mit einer Kollegin, in einer Polstergruppe saßen drei Männer in Anzügen beisammen, und ein Paar schlenderte eng umschlungen zum Aufzug. Als die Kabine im Erdgeschoss ankam, wurde Mats hinter der aufgleitenden Tür sichtbar. Er drückte sich an dem wartenden Paar vorbei und kam auf mich zu. Mats war frisch geduscht, der Geruch seines Duschgels hüllte mich ein wie eine Wolke, als er mich erreichte.

»Na, schönen Abend gehabt?«, fragte ich.

Er nickte und strahlte dabei über das ganze Gesicht.

»Manu ist vor eineinhalb Stunden gegangen, Lilly blieb etwas länger.«

Diesem Vergleich hielt mein Abend nicht stand, also schwieg ich. Mats hakte mich unter und führte mich zur Hotelbar. Er war immer noch ganz euphorisch, wenn er auch etwas müder wirkte als noch in der Stadthalle.

»Rock 'n' Roll, mein Lieber«, tönte er. »Das kannst du auch haben.«

Ich fand sein Getue zwar affig, aber Abende, wie er gerade einen erlebt hatte, klangen wirklich verlockend. Er plapperte weiter, während wir uns nach einem freien Platz umsahen.

»Wenn ich auch zugeben muss, dass längst nicht jede Lesung so aufregend endet.«

Er zwinkerte mir zu und winkte dem Barkeeper, noch bevor wir uns auf zwei Stühle an einem Ecktisch fallen ließen. Der junge Mann kam, nahm unsere Bestellung auf und brachte uns kurz darauf ein Pils für Mats und einen Merlot für mich. Eigentlich war mir mehr nach Kaffee, aber die überschäumende Schilderung des Rock-'n'-Roll-Abends eines Bestsellerautors, die jetzt wohl anstand, würde ich vermutlich nicht ohne Alkohol ertragen. Doch Mats überraschte mich. Er lächelte noch ein bisschen vor sich hin, aber nachdem wir angestoßen hatten, wollte er tatsächlich mein Manuskript sehen. Ich gab es ihm, und er begann sofort zu lesen.

Mats überflog meinen Text in beeindruckender Geschwindigkeit, überblätterte zwischendurch einige Seiten, blieb an einer Passage hängen, blätterte weiter, und als er nach kaum als einer halben Stunde am Ende angekommen war, hob er den Blick und sah mich nachdenklich an.

»Wie lange ist unser erster Abend in der Hotelbar her?«, fragte er.

»Etwa vier Wochen.«

»Da hast du dich aber ganz schön rangehalten!«

In seinen Augen sah ich echten Respekt, und das Lob vom Profi tat gut. Vielleicht würde es heute ja doch noch auch für mich ein guter Abend werden.

»Ist übrigens gut geworden«, fuhr er fort. »Manches würde ich kürzen, anderes noch ein bisschen ausbauen, aber insgesamt ist das eine runde Sache.«

»Danke.«

Er prostete mir erneut zu.

»Ein Ratgeber für das gepflegte Nichtstun … Ich hätte nicht gedacht, dass man damit wirklich ein Buch füllen kann. Powerboring, irre Idee. Aber, und ich sag das gern noch einmal: richtig gut gemacht, Daniel!«

Ich ließ mir von Mats nach zwei, drei weiteren Gläsern ein Taxi nach Hause spendieren, nachdem er mir versichert hatte, dass er das natürlich von der Steuer absetzen würde.

»Kannst dich ja revanchieren, wenn dein Buch erst mal auf dem Bestsellerplakat steht«, hatte er zum Abschied gesagt. »Ich meld mich, sobald meine Lektorin dich treffen will. Oder ich geb ihr deine Kontaktdaten – aber ich will dabei sein, wenn ihr euch zusammensetzt, ja?«

Eine Woche später hatte ich eine dynamische Frau mit sympathischer Stimme am Telefon. Sie schlug mir drei Termine für ein Treffen im Verlag vor. Mit Mats habe sie sich dafür schon abgestimmt, und als ich den Tag nannte, der für mich passte, fragte sie noch, ob ich mit der Bahn oder mit dem Wagen kommen wolle. Mangels eigenen Autos nannte ich die Bahn, und bald darauf hatte ich ein Erste-Klasse-Ticket nach München und zurück in meiner Mailbox.

Ich hätte an allen drei genannten Tagen nichts Besseres vorgehabt, aber mir kam es professioneller vor, zweimal keine Zeit zu haben. Vielleicht dachte die Lektorin dann, ich stehe auch mit anderen Verlagen in Verhandlungen, und vielleicht brachte sie das dazu, mir schneller ein Angebot zu machen.

In der folgenden Nacht träumte ich von ausverkauften Hallen und jungen Frauen, die am Büchertisch auf mich warteten, bis ich mit dem Signieren fertig war.

KAPITEL 5

ERST DIE ZWEITE MAUS BEKOMMT DEN KÄSE

In München empfing mich Mats am Bahnhof, auf dem Vorplatz stiegen wir in ein Taxi, und kurz darauf ging er mir über eine gekieste Einfahrt zum Verlagsgebäude voraus. Die Lektorin erwartete uns in ihrem Eckbüro. Kaffee und Kekse standen bereit, und nachdem wir eine Weile über alles Mögliche geplaudert hatten, kam Isa Franke zur Sache.

»Ich bin froh, dass Mats uns Ihr Manuskript anvertraut hat. Und ich hoffe, Sie haben noch nirgendwo anders unterschrieben, denn wir würden dieses Buch sehr gern mit Ihnen machen. Den Titel würden wir auch genau so belassen wollen: *Powerboring – Zeig dem Stress dein Gähnen.*«

Offenbar reagierte ich zu offensichtlich erfreut, denn unter dem Tisch stieß Mats mich mit dem Schuh an. Ich bemühte mich um eine etwas neutralere Miene.

»Nein«, sagte ich, »bisher ist nichts unterschrieben.«

»Wie schön. Wir würden *Powerboring* gern als Taschenbuch und als E-Book herausbringen, und wir würden uns natürlich auch um die Nebenrechte kümmern. Fürs Erste denke ich an ein Hörbuch, vielleicht lässt sich auch etwas mit dem Fernsehen einfädeln. Eine klassische Verfilmung kommt ja nicht infrage, aber wenn wir Sie geschickt platzieren, könnte ich mir eine Ratgebersendung zum Thema oder etwas in der Art durchaus vorstellen.«

Das ging mir ein bisschen zu schnell, aber ich hütete mich, die Lektorin in ihrem Eifer zu bremsen. Sie lächelte und schob mir nun ein Blatt hin.

»Wir haben auch schon mal grob skizziert, welche Konditionen wir Ihnen anbieten könnten.«

Ich überflog, was auf dem Blatt stand. Der Vorschuss ließ mich trocken schlucken, die Lektorin verstand meine Reaktion falsch.

»Darüber reden wir natürlich noch«, fügte sie hinzu. »Verhandeln Sie selbst, oder haben Sie eine Agentur?«

»Ich …«

»Wir haben nachher noch einen Termin mit meinem Agenten«, fiel mir Mats ins Wort. »Er hat Interesse, Daniel zu vertreten.«

»Oje«, stöhnte die Lektorin in gespieltem Entsetzen. »Keine gute Nachricht für unseren Verlag.«

Dann lachte sie, der geschäftliche Teil der Besprechung war offenbar beendet. Schließlich machte sie mit uns beiden noch eine Runde durch die Verlagsräume, stellte mich einigen Kolleginnen in Lektorat und Pressestelle vor und zum Abschluss auch der Verlegerin. Sie bot auch an, uns zum Essen einzuladen, aber das mussten wir ablehnen, weil wir schon mit Mats Fermins Agenten zu Mittag verabredet waren.

Ich verließ das Haus auf Wolken und schwebte noch, als wir uns eine Stunde später in einem bayrischen Lokal mit

Thomas Gruber trafen. Auch der Literaturagent zeigte sich ganz begeistert von meinem Manuskript, und nachdem ich einverstanden war, mich von ihm vertreten zu lassen, überflog er die Konditionen des Verlagsangebots.

»Das sieht fair aus«, urteilte Gruber. »Wir versuchen natürlich, noch etwas mehr herauszuholen, aber wenn Sie einverstanden sind, würde ich nicht in erster Linie auf mehr Vorschuss abzielen.«

»Okay, und an was denken Sie sonst?«

Ich hatte keine Ahnung von der Branche und dementsprechend keine Vorstellung davon, was ein Agent anderes für mich tun könnte, als mehr Geld für mich herauszuschlagen. Gruber skizzierte eine Werbekampagne, zu der er den Verlag verpflichten wollte, und er nannte einige Nebenrechte, die er lieber selbst oder über eine darauf spezialisierte Agentur vermarkten wollte, und die Gründe, warum das für mich von Vorteil sein konnte. Das klang alles sehr einleuchtend, und als ich Mats am Ende des Gesprächs fragend ansah, nickte er mir nur aufmunternd zu.

Den Einstieg ins Buchgeschäft hatte ich mir schwieriger vorgestellt. Am Abend erfuhr ich, dass er das normalerweise auch war. Mats hatte mir für die Nacht sein Gästezimmer angeboten, und so konnten wir noch eine Weile beisammensitzen. Wir hatten uns Pizza mitgebracht, und nach dem Essen machten wir es uns auf seinem großen Balkon gemütlich. Mats wohnte im zweiten Stock, unter dem Balkon hörte man den Schwabinger Bach plätschern, und der Blick ging über einige Bäume hinweg über den angrenzenden Englischen Garten.

»Die Wohnung habe ich von meinen ersten drei Bestsellern abbezahlt«, erzählte Mats und schenkte mir Rotwein nach. »Das waren allerdings meine Bücher Nummer sechs bis acht, und es waren nicht mal meine ersten Ratgeber.«

Unter Pseudonym hatte er sich zunächst an einem Krimi versucht, der in einem kleinen Verlag erschienen war, sich aber nur sehr schleppend verkauft hatte. Auch die Komödie, die er danach versuchte, brachte keinen Erfolg. Damit war die Zusammenarbeit mit seinem ersten Verlag beendet. Sein drittes Buch, einen Erotikroman, geschrieben unter einem anderen Pseudonym, brachte er im Eigenverlag heraus.

»Das war die erste meiner Veröffentlichungen, die sich wenigstens einigermaßen auszahlte. Ich hatte sogar eine Lesung damit, in einem Bondage-Studio – der Zuspruch des Publikums war sehr befriedigend.«

Er lachte und nahm einen Schluck. Als ich nur müde lächelte, winkte er ab.

»Nicht ganz deine Art von Humor, was?«

»Nicht ganz, stimmt. Aber ich lese auch nicht gern Erotikromane.«

»So geht's mir auch, ich erlebe das lieber selbst.« Er zwinkerte, und ich verdrehte die Augen. »Im Ernst: Das Schreiben dieser Geschichte hat mir weniger Spaß gemacht, als ich erwartet hatte, zu einem zweiten Roman in dieser Richtung konnte ich mich dann nicht mehr aufraffen.«

Der Lektor, mit dem Mats für seine ersten Bücher zusammengearbeitet hatte, wechselte nach einer Weile den

Verlag. Und dessen neuer Arbeitgeber suchte händeringend nach jemandem, der Ratgeber schreiben konnte, wie sie damals im Trend waren. Nachdem der Lektor mit zwei Autoren nicht handelseinig geworden war, erinnerte er sich an Mats und lud ihn zu einem Treffen ein. Als Thema schwebte dem Verlag vor: Wie kann ich auch mit einigen Kilo zu viel in einer Welt bestehen, in der Karrieren vor allem durchtrainierten Joggingfans vorbehalten scheinen? Mats lieferte eine Leseprobe ab, der Verlag war begeistert – und ein paar Monate später konnte sich *Dick im Geschäft* für zwei Wochen in den Top 50 der Sachbuch-Bestenliste halten.

»Auf das Plakat mit den *Spiegel*-Bestsellern schaffte es mein Buch zwar nicht, aber einige größere Verlage wurden auf mich aufmerksam, und schließlich traf ich mich mit meiner heutigen Lektorin zum Essen. Danach ging es aufwärts.«

Ohne Sport zu mehr Puste kam auf Platz 34 unter den meistverkauften Sachbüchern. *Geht nicht, bringt's* – Platz 14. *Schlaf dich schlau* – Platz 3. *Die Bärlauch-Methode* – Platz 5.

»Damit tingle ich seit zweieinhalb Jahren durch Hallen und Kongresszentren«, erzählte Mats, und für einen Moment wirkte er nachdenklich.

»Und was erscheint als Nächstes von dir?«

Er wurde noch nachdenklicher und sah schweigend zum Englischen Garten hinaus. Offenbar hatte ich einen wunden Punkt getroffen.

»Suchst du noch ein Thema?«, fragte ich.

»Ich habe zwei, drei im Hinterkopf, aber irgendwie …«

Er zuckte mit den Schultern, leerte sein Weinglas und schenkte sich nach.

»Wenn das Gerede von einer Schreibblockade nicht so ein fürchterliches Klischee wäre, würde es auf mich ganz gut passen.«

»Wieso nennst du das ein Klischee?«

Er lachte freudlos.

»Wie soll das denn aussehen? Morgens kommt der arme Poet in seine Schreibstube unter dem Dach …«

»Na ja, arm …«, wandte ich ein, aber er brachte mich mit einer ungeduldigen Handbewegung gleich wieder zum Schweigen.

»… und setzt sich an den Computer oder an die Schreibmaschine. Vor ihm der weiße Bildschirm oder das leere Blatt Papier – und dann verzweifelt er daran, dass ihm nichts einfällt?«

»So ungefähr«, stimmte ich zu und zuckte mit den Schultern.

»Blödsinn! Ich schaff es nicht mal mehr vor den Computer. Ich verdiene gut an meinen Lesungen und bin dafür auch fast ständig unterwegs.«

»Hab ich auf deiner Homepage gesehen.«

»Ach, dort stehen nicht mal alle Termine. Es fehlen all die Coachings, Workshops und Seminare, für die mich Firmen buchen. Das bringt ordentlich Kohle, nimmt aber mehr Tage in Anspruch als die normalen Lesungen, die meine Internetseite anzeigt. Und wenn ich dann mal eine Woche zu Hause bin und schreiben könnte, ist so viel anderes zu tun: einkaufen, putzen, kochen, Freunde treffen – und natürlich neue Lesungen und Workshops vorbereiten. An den Rechner gehe ich zwar trotzdem fast täglich, aber ich checke und beantworte nur meine Mails und schalte den Kasten dann wieder aus.«

»Prokrastination«, sagte ich.

Mats nickte.

»Und wenn's für die Schwäche, Dinge ständig vor sich herzuschieben, sogar einen Fachbegriff gibt, bin ich wohl nicht der Einzige, der damit zu kämpfen hat.«

»Ganz sicher nicht, ich kenn das auch. Wär das nicht ein Thema für deinen nächsten Ratgeber?«

»Daran hab ich auch schon gedacht, die Recherche dafür durchlebe ich ja derzeit selbst.«

Wir stießen an, plauderten über andere Dinge, aber dann kam ich noch einmal auf das Thema zurück.

»Macht dir deine … Schreibpause denn auch finanziell Probleme?«

»Bisher nicht. Meine Ratgeber laufen nach wie vor gut und werfen Jahr für Jahr ordentlich Tantiemen ab, und wie gesagt: Für Lesungen und Seminare bin ich gut gebucht. Aber der Verlag hätte natürlich gern mal wieder einen neuen Titel von mir. Sie fragen seit fast zwei Jahren danach, seit ein paar Monaten drängeln sie immer mehr – allzu lange sollte ich mir nicht mehr Zeit lassen.«

»Lass uns doch ein paar der Themen durchgehen, die du im Hinterkopf hast«, schlug ich vor, und als er nicht recht wollte, fügte ich hinzu: »Du hast mich vor ein paar Wochen auf die Idee zu meinem ersten Ratgeber gebracht – vielleicht kann ich jetzt dir auf die Sprünge helfen und mich für deine Unterstützung revanchieren.«

Mats zögerte noch immer, und nach einer Weile war ich deswegen fast ein bisschen beleidigt.

»Wenn es darum geht, dass ich dir eine deiner Ideen klauen könnte: Ich unterschreibe sofort hier und jetzt, dass ich niemals einen Ratgeber zu den Themen schreiben werde, von denen du mir erzählst.«

Ich hob die Hand wie zum Schwur, und er winkte ab.

»Lass stecken, Daniel. Wir sind Kollegen, keine Konkurrenten. Aber wir sollten reingehen, nicht dass ein Windstoß meine beste Idee noch davonpustet.«

Er stand auf. Ich setzte mich an den großen Esstisch, der den offenen Bereich zwischen Küche und Wohnzimmer dominierte. Mats holte einen altmodischen Aktendeckel aus abgestoßenem Karton, in dem ein Stapel beschriebener Blätter steckte. Einige Blätter fischte er heraus, schloss die Kartonmappe wieder und breitete die ausgewählten Seiten zwischen uns auf dem Tisch aus. Während ich die dort skizzierten Ideen las, holte er eine neue Flasche Rotwein, entkorkte sie und schenkte uns beiden großzügig ein. Als ich ihn stoppen wollte, lachte er und beachtete meinen Protest nicht weiter.

»Du hast den Abend in der Hotelbar erwähnt, und an diesem Abend waren wir nicht lange nüchtern. Wenn wir also auf eine vergleichbar gute Idee kommen wollen …«

Wie gut die Ideen waren, auf die wir kamen, konnte ich schon am nächsten Morgen nicht mehr beurteilen, aber wir hatten Spaß, lachten viel und wankten schließlich ziemlich spät und ziemlich betrunken zu unseren Betten.

Entsprechend lang dauerte es, bis mich der Weckruf meines Handys genug störte, dass ich aufwachte. Ich hatte einen ziemlich schrillen Ton ausgewählt, um am Vormittag nur ja nicht meinen Zug zu verpassen. Aber trotzdem gelang es mir für eine erstaunlich lange Zeit, das Geräusch in einen Traum einzubauen. Darin saß ich sehr beschäftigt am Laptop und ignorierte die unablässig eingehenden Anrufe, um mich auf das Schreiben meines nächsten Bestsellers zu konzentrieren. Mit halb geschlossenen Augen schlurfte ich vom Gästezimmer in Mats' Küche und ließ mir einen Kaffee aus der Maschine. Erst nach der dritten Tasse wurde mir wieder bewusst, dass ich noch an keinem zweiten Bestseller schrieb – auch, weil mein erstes Buch erst noch einer werden musste.

Von meinem Gastgeber war noch nichts zu sehen, und wenn er sich fühlte wie ich, war er sicher dankbar, dass ich ihn schlafen ließ. Ich duschte noch kurz und kritzelte Mats ein paar Worte auf einen Zettelblock auf dem Küchentisch, dann war es wirklich höchste Zeit, mich auf den Weg zum Bahnhof zu machen. Die Tasche war schnell gepackt, die erste U-Bahn fuhr mir vor der Nase weg, die zweite kam leicht verspätet, und das Gedränge im Hauptbahnhof kostete mich ebenfalls Zeit – und doch traf ich am Gleis ein, als der ICE gerade ausrollte.

Um den Reisenden aus dem Weg zu gehen, die aus den Waggons strömten und größtenteils eilig auf den Ausgang zuhielten, wechselte ich auf die andere Seite des Bahnsteigs und schlenderte entspannt zum Restaurantwagen. Ein Ehepaar versuchte, seine drei trödelnden Kinder anzutreiben, und ein hagerer Herr mit Stock redete auf eine füllige Frau ein, die sich bei ihm untergehakt hatte. Um sie herum wimmelte und wuselte es, dass es eine Art hatte.

In meiner Richtung waren nur wenige Fahrgäste unterwegs. Ein paar Geschäftsleute mit Rollkoffern, einige munter schwatzende Pärchen und ein sorgfältig gestylter Mittdreißiger, der mir bekannt vorkam. Er drängte sich an mir vorbei, und als er gerade vor der Waggontür angekommen war, durch die auch ich in den Zug steigen wollte, stießen sich zwei junge Frauen an, deuteten auf ihn und rannten zu ihm hin. Ihrem Beispiel folgten zwei weitere Frauen, und die kleine Menschentraube um den Mittdreißiger versperrte mir den Weg.

»Darf ich mal, bitte?«

Ich musste mich mehrmals wiederholen, bis sich endlich ein schmaler Spalt auftat, durch den ich schlüpfen konnte. Im Zugrestaurant war noch nicht viel Betrieb. Ich wählte einen Platz, von dem aus ich die anderen Tische überblicken konnte. Von draußen hörte ich ab und zu eine der aufgeregten Frauen einen Männernamen rufen, den ich nicht verstand, dann huschte der Mittdreißiger an mir vorbei, setzte sich an einen freien Vierertisch und breitete vor sich die Zeitung aus, ohne darin zu lesen. Dass er keine Gesellschaft wünschte, war ihm allerdings auch so anzusehen. Und als vor dem Fenster die beiden jungen Frauen auftauchten, ihm zuwinkten und kicherten wie Backfische vor dem ersten Date, wurde seine Miene noch etwas abweisender.

Jetzt fiel mir auch ein, wo ich den Mann schon einmal gesehen hatte: im Fernsehen. Er war durch eine Serie bekannt geworden, in der er den etwas tumben Sidekick einer engagierten Tierärztin spielte. Damals war Roman Rasch um die zwanzig gewesen, inzwischen war seine Stirn etwas höher geworden, aber seine Verehrerinnen schien das nicht zu stören. Schließlich fuhr der Zug an, Rasch winkte den jungen Frauen kurz zu und tat dann, als lese er sehr aufmerksam in seiner Zeitung.

Die anderen Gäste im Restaurant ließen ihn in Ruhe. Zwar warf ihm ab und zu jemand einen kurzen Blick zu, aber niemand sprach ihn an. Als der ICE Fahrt aufgenommen hatte, holte er das Handy aus der Tasche und wählte einen Kontakt aus. Ich konnte zwar genau beobachten, was er tat, aber natürlich saß er zu weit von mir entfernt, als dass ich hätte sehen können, wer auf seiner Kontaktliste stand. Auch konnte ich von dem, was er während des Telefonats sprach, so gut wie nichts verstehen. Allerdings schien es ein sehr angenehmes Gespräch zu sein. Rasch lehnte sich entspannt zurück, lächelte in einem fort und plauderte bis kurz vor Augsburg. Dann verabschiedete er sich, schmatzte ein Küsschen ins Mikrofon, legte auf und steckte das Handy weg. Danach wandte er sich zum Fenster und schaute sehr vergnügt auf die Landschaft hinaus.

Offenbar hatte Roman Rasch mit einer Person telefoniert, die ihn sehr glücklich machte.

Ich gönnte es ihm. Auch mir ging es ja prächtig. Auf der Heimfahrt von München musste ich immer wieder grinsen. Ich hatte einen Verlag für mein erstes Buch gefunden, wurde von einem Agenten betreut, der gut verhandelte – so jedenfalls verstand ich das gespielte Entsetzen der Lektorin, als Mats erwähnte, wer mich künftig vertreten werde. Im Zugrestaurant gönnte ich mir ein spätes zweites Frühstück, und ein bisschen fühlte ich mich schon erfolgreich. Berühmt auch, obwohl außer mir noch niemand davon wusste.

Ich ging die Vorlesungen und Tutorien durch, die ich für dieses Semester auf meinem Plan stehen hatte, und die Prüfungen, die ich in der vorlesungsfreien Zeit schreiben wollte. Eigentlich gab es nicht viel, was zwingend genau jetzt gemacht werden musste, und das Gefühl des Verschiebens, des Prokrastinierens, kannte ich ja schon deshalb ganz genau, weil ich das in meinem Studium seit Jahren mit großem Fleiß tat. Aber diesmal sollte ich mein Pensum vielleicht sogar erhöhen. Denn nach allem, was mir Mats über Verlage und die Buchbranche erzählt hatte, würde *Powerboring* vermutlich erst in zwei Jahren erscheinen, frühestens in eineinhalb. Zeit für Lesungen und Interviews musste ich deshalb wohl erst in einem der späteren Semester freischaufeln.

Selten hatte ich mich so gründlich geirrt.

Noch am selben Nachmittag mailte mir Thomas Gruber den Vertrag für unsere Zusammenarbeit. Ich las ihn mehrmals, fand die Vereinbarung in Ordnung und unterschrieb. Nur ein paar Tage nach meinem Besuch im Verlag schickte mir die Lektorin eine Mail mit der Bitte um ein Telefonat. Ich wartete eine Stunde, um beschäftigt zu wirken, wurde in dieser Zeit aber immer nervöser. Bevor ich ihre Nummer wählte, musste ich ein paarmal in meinem WG-Zimmer auf und ab gehen, um mich wieder zu beruhigen.

Erst erreichte ich sie nicht, nach dem zweiten Versuch ging sie sofort dran. Wir tauschten ein paar Freundlichkeiten aus, dann kam sie zur Sache. Sie hatte inzwischen mit dem Agenten telefoniert, war mit ihm über die wichtigsten Punkte einig geworden. Nun würde mein Agent den Autorenvertrag aufsetzen, der Verlag würde prüfen und gegebenenfalls um einzelne Änderungen bitten – aber das sei alles mehr oder weniger Formsache, wenn ich einverstanden sei.

Sie habe aber noch etwas mit mir zu klären, sagte Isa Franke und zögerte nun einen Moment lang.

»Könnten Sie sich vorstellen, dass wir Ihr Buch schon in diesem Jahr ins Herbstprogramm nehmen?«

Ich konnte mir alles vorstellen, aber dann fiel mir auf, dass wir ja bald schon Sommer hatten. Das passte nicht zu dem, was mir Mats an dem Abend in seiner Wohnung über die langfristigen Planungen der großen Verlage erzählt hatte.

»Das wäre ja schon in wenigen Wochen«, sagte ich, weil mir auf die Schnelle nichts Besseres einfiel.

»Ja. Wäre das ein Problem?«

»N-nein, das nicht, aber …«

»Wenn Sie Bedenken haben, dann können wir *Powerboring* auch gern erst ins nächste Frühjahrsprogramm nehmen, oder wir bringen es im Herbst nächsten Jahres heraus.«

»Nein, nein, dieser Herbst ist prima.«

Mir war eingefallen, dass der Vorschuss in zwei Teilen ausbezahlt werden sollte: Je zur Hälfte nach Vertragsschluss und nach Erscheinen – und jeder Euro, den ich früher bekam, war ein guter Euro. Aber das zu erwähnen, kam mir furchtbar unprofessionell vor.

»Ich wundere mich nur«, sagte ich stattdessen. »Mats Fermin hat mir beschrieben, wie langfristig Verlage wie Ihrer üblicherweise planen.«

Sie lachte.

»Das stimmt natürlich. Aber ein anderer unserer Sachbuchautoren hat ein Manuskript eingereicht, das uns nicht sehr überzeugt. Und deshalb würden wir den Platz, den wir für seinen neuen Ratgeber im Programm reserviert hatten, nun gern für *Powerboring* nutzen.«

Kurz fragte ich mich, ob mit dem anderen Autor womöglich Mats gemeint war, aber dann fiel mir ein, dass er dem Verlag schon viel zu lange kein neues Buch mehr vorgelegt hatte.

»Ohnehin«, fuhr Isa Franke fort, »versprechen wir uns von Ihrem Titel mehr als von dem Ihres Kollegen. Seine Verkaufszahlen ließen zuletzt ein wenig zu wünschen übrig.«

Für den Rest des Tages war ich euphorisch wegen des Tempos, mit dem meine Autorenkarriere in Schwung kam. Erst, als ich im *Bogey* den Jungs alles erzählt hatte und etwas müde auf dem Heimweg war, wurde mir klar: So schnell es für mich nun nach oben ging, so schnell ging es für den Kollegen, dessen Namen ich nicht kannte, bergab. Und sollten die Verkaufszahlen von *Powerboring* den Verlag nicht zufriedenstellen, wäre auch ich im Handumdrehen wieder auf der Rutschbahn nach unten.

Was für ein Haifischbecken!

Solche Gedanken ließ ich lieber unerwähnt, als ich am Ende der Woche meine Eltern besuchte. Dass ich mein Buch fertig hatte, hatte ich meiner Mutter schon am Telefon verraten, als ich meinen Besuch ankündigte. Aber die Nachricht, dass der Vertrag schon unterschrieben war und der Ratgeber in diesem Herbst erscheinen würde, hatte ich mir als Überraschung fürs gemeinsame Abendessen aufgehoben.

»Das ist ja interessant«, sagte meine Mutter. »Und du hast wirklich Mats Fermin kennengelernt?«

Wie jetzt: Mein prominenter Bekannter war wichtiger als mein Ratgeber?

»Als ich Dagmar davon erzählt habe«, plapperte Mama unterdessen weiter, »war sie ganz aus dem Häuschen. Fermin ist wohl ihr Lieblingsautor, und er sieht super aus, meinte sie. Und den kennst du?«

Mein Vater kaute nun etwas schneller und sah ziemlich genervt aus.

»Es kann übrigens sein, dass Dagmar nachher noch auf ein Likörchen vorbeischaut.«

Mama strahlte, und ich war ein bisschen beleidigt, weil es hier für meinen Geschmack etwas zu wenig um mich ging. Mein Vater stand auf und kam kurz darauf mit einer Flasche und zwei kleinen Gläsern an den Tisch zurück.

»Jetzt brauch ich erst mal einen Schnaps«, knurrte er. »Willst du auch einen?«

Ich nickte. Meine Mutter wollte schon ablehnen, aber ihr bot er gar keinen an.

»Wenn ich einen Ratgeber kaufen würde«, brummte er, nachdem er seinen Klaren gekippt hatte, »dann müssten da Tipps drinstehen, wie man alte Schachteln wie Dagmar von sich fernhält.«

Die Euphorie meiner Mutter machte schlagartig einem bissigen Gesichtsausdruck Platz.

»Die Männer aller anderen Freundinnen von mir finden Dagmar nett«, rügte sie ihn.

»Deshalb sind es ja inzwischen auch nur noch deine Freundinnen.«

»Das ist ja …«

Mein Vater schenkte sich nach.

»Jetzt trink doch nicht so viel!«

»Deine Freundin Dagmar schlägt mir eben auf den Magen.«

»Ich weiß gar nicht, was du hast. Sie ist nett, und sie sieht gut aus für ihr Alter.«

»Mein Fall ist sie nicht, und ich bin froh, wenn ich sie nicht sehen muss. Wie wär's denn, wenn du ihr den Likör rüberbringst? Dann rede ich so lange mit unserem Sohn.«

»Also, ehrlich …«

»Wär's dir lieber, ich lass mir von deiner Freundin das Dekolleté unter die Nase reiben? Soll ich ihr an den Hintern fassen wie Rüdiger? Oder mit ihr kurz zum Rauchen rausgehen wie Klaus?«

»Klaus raucht doch gar nicht.«

»Eben.«

Es dauerte einen Moment, bis der Groschen fiel. Dann griff Mama zur Flasche, goss sich Vaters Glas voll und stürzte den Schnaps hinunter.

»Worum geht's denn in deinem Ratgeber?«, fragte Papa. Er hatte wieder zu essen begonnen und sah mich gespannt an. Erst freute ich mich, dass wenigstens er sich dafür interessierte, dann fiel mir ein: Ich hatte mir noch gar nicht zurechtgelegt, wie ich meinen Eltern das Thema meines Buchs möglichst schonend beibringen konnte. Ein Untertitel wie »Zeig dem Stress dein Gähnen« war ja durchaus vermintes Gelände. Um Zeit zu gewinnen, schob ich noch eine Gabel Nudeln in den Mund. Schließlich hoffte ich auf Papas lückenhafte Englischkenntnisse.

»Der Titel ist *Powerboring.*«

Mein Vater stutzte kurz, aber dann stellte sich heraus, dass ich ihn unterschätzt hatte.

»Ist das nicht ein Widerspruch in sich? Wie kann man sich denn mit aller Kraft langweilen?«

»Du kennst doch Powernapping, diese sehr kurzen Nickerchen, die einen innerhalb von Minuten wieder frisch machen sollen.«

»Ja, ja, und statt Wandern sagt man sicher auch bald Powerspaziering …«

Papa klang mürrisch, aber er hatte das Thema besser aufgenommen, als ich befürchtet hatte. Einen Moment lang glaubte ich sogar, seine Mundwinkel zucken zu sehen. Meine Mutter dagegen machte große Augen.

»Du gibst den Leuten Tipps, wie sie sich am besten langweilen können?«

»Ja, ich …«

»Immerhin bekommen sie die Tipps von jemandem, der sich wirklich damit auskennt.«

Mein Vater hatte das ohne jeden boshaften Unterton gesagt, und als ich ihn jetzt schmunzeln sah, war ich erleichtert.

»Aber ist Langeweile nicht etwas, das man am besten nie haben will?«

Meine Mutter hatte ich erkennbar aus der Fassung gebracht, aber Papa lief zu ungekannter Hochform auf.

»Wenn die Affen es dahin bringen könnten, Langeweile zu haben, so könnten sie Menschen werden.«

»Also bitte!«

»Ist von Goethe. Wie das hier: Langeweile ist ein böses Kraut, aber auch eine Würze, die viel verdaut.«

Mama seufzte, Papa amüsierte sich köstlich.

»Als wir jung waren, hatten wir ja gar nichts, nicht mal Langeweile«, brachte er zwischen zwei unterdrückten Glucksern hervor.

»Jetzt lass doch mal den Blödsinn, Fred!«

Mein Vater räusperte sich und bemühte sich, ernst zu werden. Wenn ihn meine Mutter mit Namen ansprach, war sie nicht zum Scherzen aufgelegt.

»Und das hat dir Mats Fermin vorgeschlagen?«, hakte meine Mutter nach.

»Er hat mir empfohlen, einen Ratgeber zu schreiben. Das Thema ist aber von mir.«

»Und dieser Verlag in München will dein Buch wirklich rausbringen? Mit diesem Titel? Zu diesem Thema?«

»Ja. Sie haben sogar einen anderen Ratgeber verschoben, um mein Buch früher herausbringen zu können.«

Mama schüttelte den Kopf, griff noch einmal nach dem Schnapsglas. Sie sah mich einen Moment lang verwirrt an, dann stand sie auf.

»Vielleicht ist es wirklich am besten, wenn ich euch beide erst mal allein lasse.«

Im Flur hörten wir sie noch mit ihrer Freundin Dagmar telefonieren, dann fiel die Haustür ins Schloss.

Mein Vater räumte den Obstler und die Gläser weg, dann setzten wir uns mit zwei Tassen Kaffee ins Wohnzimmer, tranken und schwiegen.

»Wegen dem, was ich vorhin zu deiner Mutter gesagt habe ...«, setzte Papa nach einer Weile umständlich an. »Du hast schon gewusst, dass Dagmar gern mit verheirateten Männern rummacht, oder?«

Ich nickte.

»Ich bin heilfroh, dass ich nicht in ihr Beuteschema passe«, seufzte mein Vater. »Diese blöde Kuh kann einem dermaßen auf die Nerven gehen. Falls sie mal einen Vortrag von diesem Fermin besucht, wird sie ihm nach der Veranstaltung sicher auflauern – wenn er ein Freund von dir ist, solltest du ihn unbedingt vorwarnen.«

Er lachte.

»Da wird sie nicht die Einzige sein«, erwiderte ich, »und ganz sicher nicht die Attraktivste.«

Ich erzählte ihm die Geschichte mit den beiden jungen Zuschauerinnen.

»Soso, und darauf hoffst du jetzt auch?«, fragte Papa und zwinkerte mir zu.

»Na ja, nach dieser Lesung haben sie mich jedenfalls ganz kühl abtropfen lassen. Aber im Ernst: Noch ist das Buch nicht erschienen, keiner weiß, wie sich das entwickeln wird.«

»Ist es denn gut geworden?«

»Ich hoffe doch.«

Mein Vater nahm noch einen Schluck Kaffee und grinste mich über den Tassenrand hinweg an.

»Wenn du mal ein Buch übrig hast, würde ich es gern lesen.«

»Bis Herbst dauert es ja noch, aber du kannst einen Ausdruck haben, wenn du möchtest.«

»Hast du einen dabei?«

Ich stand auf, holte aus dem Rucksack in meinem Jugendzimmer das Exemplar, das ich extra für meine Eltern im Copyshop neben der Uni hatte binden lassen. Mein Vater blätterte ein bisschen im Manuskript herum, dann strich er das Deckblatt glatt und legte das Buch auf den Couchtisch.

»Darin werde ich gleich nachher lesen. Macht es denn auch müde?«

»Der Plan ist eher, dass die Leute sich erst langweilen, nachdem sie das Buch gelesen haben«, versetzte ich, und wir lachten beide.

Wir unterhielten uns entspannt wie selten, und als Papas

Kaffee leer getrunken und meiner kalt geworden war, stiegen wir auf Rotwein um.

»Bist du noch mit dieser Shari zusammen?«

»Nein. Wir haben uns gestritten.«

»Weil sie Tommi von deiner … entspannten Art zu studieren erzählt und der das brühwarm uns verraten hat?«

»Ja, zuerst ging's tatsächlich darum.«

»Aber du musst zugeben: Tommi hat das mit der Karriere bisher sehr gut hinbekommen.«

»Ja, hat er. Ich bin halt anders.«

»Was deiner Mutter und mir immer wieder Kummer gemacht hat, das weißt du.«

Ich nickte und presste die Lippen zusammen.

»Es geht ja im Grunde genommen gar nicht ums Geld«, fuhr Papa fort. »Wir können dich auch noch zehn, fünfzehn Jahre durchfüttern. Du isst ja nicht viel.« Ein Lächeln breitete sich auf seinem Gesicht aus. »Aber wir möchten halt, dass du auf eigenen Beinen stehen kannst. Wir wollen, dass du dein Leben in die Hand nimmst.«

»Mach ich ja«, sagte ich und deutete auf den Computerausdruck auf dem Tisch.

Er nickte.

»Als du das deiner Mutter am Telefon erzählt hast, haben wir uns sehr gefreut. Und du hast dieses Buch auch sehr schnell geschrieben, meinte sie.«

»Das Manuskript ging mir überraschend leicht von der Hand. Nach gut drei Wochen war der Text fertig.«

»Lass das mal lieber deine Leser nicht wissen – wie willst du denen die Langeweile schmackhaft machen, wenn du deinen kommenden Bestseller so fleißig geschrieben hast?«

»Na ja, Bestseller … warten wir mal ab.«

»Das wird schon, mein Junge«, sprach er mir Mut zu und stieß mit mir an. »Aber noch einmal zurück zu Shari. Du hast angedeutet, dass es außer der Sache mit Tommi noch etwas zwischen euch gegeben hat. Könnt ihr das nicht ausräumen und euch wieder vertragen?«

»Ich glaube nicht. Ich habe ihr fast den Job vermasselt.«

Dann erzählte ich Papa von meinem Probeabend in *Tonne's Tresen*. Und weil darin Dragan vorkam, berichtete ich ihm auch von meinem Probetag im Fernsehstudio, nach dem ich den Taxifahrer erstmals getroffen hatte. Und weil ich erklären musste, warum mir Dragan so dankbar war, ließ ich auch die Probenacht als Wachmann nicht aus. Die Schilderung meiner Versuche als Taxifahrer führten schließlich zu meiner Bekanntschaft mit Mats Fermin, doch da krümmte sich mein Vater schon vor Lachen und wischte sich mit dem Ärmel immer wieder Lachtränen aus den Augenwinkeln.

Hinter ihm trat Mama in die Wohnzimmertür. Sie wirkte ein wenig angeschickert, und als sie uns in so ausgelassener Stimmung beisammensitzen sah, winkte sie mir nur kurz lächelnd zu und gab mir mit einer Geste zu verstehen, dass sie schlafen ging.

KAPITEL 6

WER NICHTS MACHT, MACHT NICHTS FALSCH

Der Abend mit meinen Eltern hatte mir sehr gutgetan. Ich konnte noch nie gut damit umgehen, mit jemandem nicht im Reinen zu sein. Und dass sie von mir enttäuscht gewesen waren, hatte mir sogar noch mehr zugesetzt als der Umstand, dass sie mir den Geldhahn zugedreht hatten. Und so stieg ich in meiner Heimatstadt geradezu befreit in den Zug. Unterwegs checkte ich auf dem Laptop meine Mails. Mein Agent hatte mir geschrieben und gleich den Verlagsvertrag zu *Powerboring* mitgemailt.

»Das können Sie so unterschreiben«, teilte er mir lapidar mit.

Tatsächlich klang die Höhe des Vorschusses und der Beteiligung an den Verkaufserlösen mehr als fair. Mats hatte mir die üblichen Zahlen genannt, der Agent hatte für mich etwas mehr herausgeschlagen. Außerdem fiel mir die recht kurze Vertragslaufzeit auf, und als ich ihm die Frage mailte, ob wir nicht auf eine längere Laufzeit dringen sollten, erklärte er mir in seiner prompt eingehenden Antwort, dass der Verlag das Buch ursprünglich viel länger unter Vertrag hatte nehmen wollen – dass wir mit der kürzeren Laufzeit aber viel flexibler seien und obendrein vom Verlag einen

»Refresher« fordern konnten, wenn *Powerboring* gut laufen und der Verlag das Buch weiter im Programm haben wollte. Alles verstand ich nicht, und so ging es mir auch mit einigen Formulierungen im Vertrag und mit der Bedeutung einiger Nebenrechte, die Thomas Gruber nicht an den Verlag geben wollte. Doch ich entschied, dass ich Gruber dafür einfach mal vertrauen würde. Schließlich war er an meinen Einnahmen prozentual beteiligt und verdiente auch nur dann mehr Geld an meinem Buch, wenn auch ich mehr verdiente. Wir zogen also am selben Ende des Strangs.

Den Vertrag unterzeichnete ich noch im Zug, und das ging weit weniger glamourös vonstatten, als ich mir das vorgestellt hatte: Das Dokument war mit einem digitalen Tool hinterlegt, über das man per Mausklick gegenzeichnen konnte. Ich wählte für meine Unterschrift eine Schriftart aus, die einigermaßen handgeschrieben wirkte, klickte alles Notwendige an und schickte den unterzeichneten Vertrag an meinen Agenten. Wenn ich das richtig verstanden hatte, löste das Tool anschließend Infomails an alle Beteiligten aus.

Nun war ich Buchautor.

Wieder schaute ich mich im Restaurantwagen um, in dem ich auch diesmal Platz genommen hatte. Nichts hatte sich verändert, niemand sah zu mir herüber, und auch den Kellner musste ich erst durch wildes Winken auf mich aufmerksam machen, bevor ich endlich Kaffee und Kuchen bestellen konnte.

Nachdem ich mich mit meinem Agenten darüber abgestimmt hatte, wann ich für Aktivitäten rund um *Powerboring* Zeit im Kalender freihalten sollte, überschlug ich grob, was ich vorher noch fürs Studium tun konnte. Zwei Prüfungen sollten noch zu schaffen sein, und die Tutorien und Vorlesungen, die ich als Vorbereitung darauf bisher verpasst hatte, konnte ich online nachholen, Videos davon waren hochgeladen. Ich machte mich auch gleich an die Arbeit. Als ich ein paar Tage später das erste der Tutorien besuchte, die noch ausstanden, fragte mich die Tutorin zu Beginn nach meinem Namen. Aber richtig überrascht wirkte sie, als ich eine Woche später auch im nächsten Tutorium saß – sie hatte meinen Namen wohl inzwischen meinem bisherigen Studieneifer zuordnen können.

Die Themen der beiden Prüfungen fand ich in den ersten Tagen schwer zugänglich, aber das gab sich, je mehr ich mich hineinkniete. Manchmal machte es sogar Spaß, sich durch zähe Lernmaterialien zu kämpfen, und wenn ich am Ende eines Themenbereichs das Gefühl hatte, alles zu verstehen, fühlte sich das sehr gut an.

Ich ging noch immer mehrmals die Woche am frühen Nachmittag ins *Bogey*, aber anders als früher hatte ich zu diesem Zeitpunkt schon stundenlang über meinen Unterlagen gebrütet oder in der Uni gesessen. Und als die Semesterferien begannen, legte ich daheim noch einen Zahn zu – mit der ersten Prüfung war ich schon fertig, als ich noch eine halbe Stunde bis zur Abgabe hatte. Und für die zweite schöpfte ich die verfügbare Zeit zwar voll aus, hatte aber auch diesmal ein ganz gutes Gefühl, was die Note anging.

Tatsächlich bestand ich beide Klausuren, die eine gut, die andere ordentlich, und als ich das mit meinen Freunden im *Bogey* feiern wollte, war auch die erste Rate meines Vorschusses vom Verlag eingegangen. Entsprechend gut drauf war ich, und meine Stimmung hob sich zusätzlich, als ich mich mit Seb vollends aussöhnte – er hatte nach meinem denkwürdigen Probetag am Set noch Ärger mit der Producerin bekommen und war mir deshalb bis dahin etwas unterkühlt begegnet.

Wir lachten und tranken, ich gab zwei Runden aus, und als wir aufbrachen, um beim Italiener um die Ecke noch etwas zu essen, sah ich Shari mit ihrer Freundin Jenny am Tresen stehen. Ich gab den anderen zu verstehen, dass ich gleich nachkommen würde. Hoby bekam zwar wieder Stielaugen, und er wäre wohl am liebsten bei mir geblieben, aber schließlich hakte Frans ihn unter, und dann waren sie auch schon draußen und machten sich auf den Weg zur Pizzeria.

Ich legte mir zurecht, was ich zu Shari sagen wollte. Dass ich mit ihr nicht mehr zusammenkommen würde, stand für mich fest, aber ich wollte wenigstens keine Unstimmigkeiten zwischen uns haben. Ich hatte meine kleine Ansprache in Gedanken noch nicht ganz ausformuliert, da bemerkte Shari, dass ich sie ansah. Ich stand etwa zwei Meter von ihr entfernt, und während der Barista zwei Coffee to go über die Theke schob, blickte sie mir mit einer Miene entgegen, die ich nicht deuten konnte.

»Ich geh schon mal raus und nehm deinen Kaffee gleich mit«, raunte Jenny ihr zu und huschte nach draußen.

»Hallo, Daniel«, sagte Shari nur, und ich musste mich sehr zusammenreißen, endlich die letzten Schritte zu ihr hin zu machen.

»Grüß dich, Shari«, begann ich, verhaspelte mich zweimal mit dem Satz, den ich danach sagen wollte. Sie lächelte und deutete auf zwei Hocker am Ende der Theke.

»Sollen wir uns einen Moment setzen?«

»Und dein Kaffee?«

»Der ist mir in den ersten Minuten sowieso immer viel zu heiß.«

»Gut siehst du aus.«

Das war der falsche Satz gewesen, ihr Lächeln wurde etwas dünner.

»Nein, Shari, das hast du falsch verstanden«, fügte ich schnell hinzu. »Wir sind nicht mehr zusammen, und ich habe begriffen, dass das wohl auch nichts mehr werden wird.«

Ihre Augenbrauen hoben sich.

»Aber … ich … Ich würde gern wissen, dass wir miteinander im Reinen sind. Dass wir uns nett unterhalten, wenn wir uns zufällig treffen. Dass wir uns auf einer Party nicht aus dem Weg gehen müssen. Dass wir … na ja … Freunde bleiben können. Meinst du, das ginge?«

Sie beugte sich vor, und noch bevor ich reagieren konnte, hatte sie mir links und rechts ein Küsschen an der Wange vorbeigehaucht.

»So in etwa?«

»Genau so. Danke, Shari.« Ich strahlte sie an, das war erfreulich leicht gewesen. »Wie geht's dir denn?«

»Gut. Meinen Job in *Tonne's Tresen* habe ich übrigens nach wie vor. Du musst dir also nicht vorwerfen, ich wäre deinetwegen arbeitslos geworden. Allerdings hast du schon einen ziemlichen Schaden angerichtet an deinem einzigen Abend in der Bar.«

Sie lachte, dann zwinkerte sie mir zu.

»Ich bin übrigens frisch verliebt. Wir sind jetzt seit einigen Wochen zusammen, und ich glaube, das ist was für länger.«

Das gab mir nun doch einen kleinen Stich. Ich hatte mir natürlich erhofft, dass sie etwas länger brauchen würde, um über unsere Trennung hinwegzukommen. Außerdem schmerzte mich auch der Name, der mir als Erstes in den Sinn kam, wenn ich an ihren neuen Freund dachte. Um nicht einfach nur belämmert neben ihr zu sitzen, wollte ich sie wenigstens warnen – der Barbesitzer war in meinen Augen ein übler Schürzenjäger, der eine Frau wie Shari gar nicht verdient hatte.

»Aber du weißt schon, dass Tonne … wie soll ich sagen?«

Ich verstummte mitten im Satz. Ihre Miene hatte sich schlagartig verdüstert. Sie stand auf, und für einen Moment befürchtete ich, sie würde mir eine scheuern.

»Glaubst du echt, ich hätte es nötig, mich mit Tonne einzulassen?«, brauste sie auf.

Ihre Stimme vibrierte, so aufgebracht hatte ich sie noch nie erlebt.

»Ich weiß selbst, dass Tonne mit jeder ins Bett steigen möchte, die nicht bei drei auf dem Baum ist. Aber dass du mir zutraust, mit ihm …«

Sie schüttelte entrüstet den Kopf.

»Tonne behandelt mich gut, wenn ich bei ihm arbeite, und er bezahlt mich fair. Ich weiß, dass er mir auf den Hintern starrt, wann immer er glaubt, dass ich es nicht bemerke. Aber solange er mich nicht anfasst, lass ich ihm das durchgehen. Nur, wie kommst du darauf, ich könnte mit ihm zusammen sein?«

»Sorry, ich wollte dich nicht ...«

»Hast du aber, Daniel. Sagen wir es mal so: Wir müssen uns auf Partys nicht aus dem Weg gehen – weil wir sehr wahrscheinlich nicht dieselben Partys besuchen werden.«

In ihren Tonfall schlich sich nun eine kräftige Note Überheblichkeit, mit der sie mich demütigen wollte – als kleine Revanche für meine Unterstellung, sie habe sich mit dem schmierigen Kneipier eingelassen. Sollte sie nur, und wirklich tat das ein bisschen weh – half mir aber zugleich auch etwas über das Ende unserer Beziehung hinweg.

»Seit ich mit Roman Rasch zusammen bin, besuchen wir vor allem private Feste. Geschlossene Gesellschaft in schicken Villen, wenn du verstehst.«

Das saß, und ich brauchte einen Moment, bis ich diese Neuigkeit verdaut hatte. Rasch, ausgerechnet er, der Schauspieler, der vor Kurzem im selben ICE wie ich gefahren war. Der junge Fans abgewimmelt und danach sehr verliebt mit jemandem telefoniert hatte. Mit Shari sehr wahrscheinlich. Und der in diesem Moment nicht geahnt hatte, dass sein Vorgänger ganz in der Nähe saß – und der an diesem Wissen vermutlich auch nicht interessiert gewesen wäre.

Plötzlich kam mir Roman Raschs Stirn viel höher vor,

sein Verhalten viel arroganter, und … hatte ich nicht erste graue Strähnen in seinem Haar gesehen? Was war doch seine Figur in der Fernsehserie für ein dämlicher Kerl gewesen! Den hatte ich nie leiden können, und ein schlechter Schauspieler war Rasch obendrein. Ein Wunder, dass ihn überhaupt noch jemand engagierte.

Ich räusperte mich und musste zugeben: Rasch war erfolgreich. Inzwischen hatte er schon mit Leuten wie Schweighöfer und Lauterbach vor der Kamera gestanden, und seit er in einem französischen Krimi das Opfer einer Männer mordenden Femme fatale hatte spielen dürfen, hielt er sich für einen internationalen Star. Okay, ich war schon wieder ungerecht: Rasch spielte gut, und die Nacktszene in dem Krimi offenbarte an seinem gut trainierten Body einen Pluspunkt, den ich nicht wegdiskutieren konnte. Aber dass er mit Shari zusammen war, die mir jetzt so offensichtlich wehtun wollte, machte ihn mir im Handumdrehen herzlich unsympathisch.

Damit wandte sich Shari um und ging mit gerecktem Kinn auf den Gehsteig hinaus, wo Jenny auf sie wartete. Ich blieb noch kurz im *Bogey*, um den beiden nicht gleich wieder zu begegnen. Aber als ich aus der Tür trat und zur Pizzeria schlenderte, war ich mir weniger sicher als Shari, dass wir uns wirklich nicht auf einer Party oder hinter den Kulissen einer Talkshow treffen würden. Nach allem, was mir Mats Fermin über seine vergangenen Jahre erzählt hatte, kreuzten sich die Wege von Schauspielern und Bestsellerautoren häufig.

Ich genoss noch einige schöne, ruhige Sommertage, dann trudelten die ersten Termine ein, die das Erscheinen von *Powerboring* vorbereiten sollten. Die Fahrt nach München und mein erster Termin dort gestalteten sich noch relativ entspannt. Diesmal ging ich mit der Lektorin essen, Mats war nicht dabei, weil er gerade eine einwöchige Lesereise durch den Nordosten Deutschlands absolvierte.

Danach traf ich meinen Agenten in seinem Büro. Alle waren ausgesprochen freundlich zu mir, es gab Kaffee und Kekse, und jeder wollte kurz Hallo sagen. Doch als sich die Tür von Thomas Grubers Büro hinter uns geschlossen hatte, ging es zur Sache. Die Liste, die er mit mir durchging, war ziemlich lang, und während ich Terminvorschläge in meinem Handykalender abcheckte, hakten wir Punkt für Punkt ab. Zwei Tage sollte ich für eine Schulung reservieren, in der mir erklärt wurde, wie ich eine Lesung spannend und unterhaltsam gestalten konnte. Insgesamt acht Termine zu je zwei bis drei Stunden würde mich ein Schauspieler mit Sprechübungen trainieren. Ein Wochenende lang würde ich im Umgang mit Journalisten geschult werden. Schließlich würde es für mehrere Tage in eine Art Trainingslager gehen, das mich für Auftritte in den diversen Talkshows wappnen sollte.

Das waren nur die größeren Brocken, vieles andere war in einer oder zwei Stunden erledigt, aber die schiere Zahl der anstehenden Aufgaben beeindruckte dann doch. Fotos mussten gemacht werden, ich sollte passend eingekleidet werden – und ein Stylist und eine Coiffeurin würden mit mir darüber reden, ob ich meine Frisur ändern und mir vielleicht einen Dreitagebart stehen lassen sollte. Und so ging es Schlag auf Schlag weiter.

Ein Mitarbeiter Grubers, früher Kulturjournalist für eine große Tageszeitung, würde mich interviewen, sobald ich in Auftreten und Aussprache hinreichend geschult war – und diese Interviews sollten gefilmt und mitgeschnitten werden, damit hinterher Zitate von mir für Zeitungen, Zeitschriften, Radiostationen, Fernsehsender und alle möglichen Online-Formate zur Verfügung standen. Ich lernte Mitarbeiter mehrerer Agenturen kennen, mit denen Thomas Gruber und seine Leute über die Jahre gut zusammengearbeitet hatten: eine organisierte Lesereisen, eine andere würde mein Buch Fernsehproduzenten als Thema einer Sendung schmackhaft machen, eine dritte wollte eine Marketing- und Werbekampagne entwerfen, die zu mir und meinem Ratgeber passte.

Gruber hatte mich in einem Hotel in der Nähe seiner Agentur untergebracht, der Verlag übernahm die Übernachtungskosten, und als wir am Morgen des dritten Tages im Frühstücksraum des Hotels beisammensaßen, musterte mich mein Agent immer wieder, bis er schließlich grinste.

»Geht's noch?«, wollte er wissen, als ich ihn fragend ansah.

»Es sind schon ziemlich viele Termine, aber ja: passt alles.«

»Haben Sie Fragen?«

»Wird um jeden Autor ein solcher Wirbel veranstaltet?«

Gruber nippte an seinem Kaffee und lehnte sich dann gemütlich zurück.

»Nein, aber bisher kam so viel positives Feedback aus dem Verlag und von allen, die bisher einige Seiten von *Powerboring* lesen durften, dass ich der Meinung bin: Wir sollten klotzen, nicht kleckern.«

»Das freut mich natürlich, aber ...«

»Aber?«

»Was ist, wenn das Buch nicht so einschlägt, wie alle es erwarten?«

»Dann hatten Sie eine aufregende Zeit und haben danach wieder Ihre Ruhe.«

Ich blinzelte irritiert. Gruber sah mich einen Moment lang ernst an, dann lachte er laut auf.

»Das war jetzt vielleicht etwas verkürzt formuliert«, sagte er schließlich. »Aber im Prinzip ist es nicht falsch, und das wird Sie nicht überraschen: Wenn die Verkaufszahlen von *Powerboring* nicht gut genug sind, wird es vermutlich einen zweiten Ratgeber von Ihnen nicht geben. Zumindest dürfte er nicht unter Ihrem richtigen Namen veröffentlicht werden.«

Ich schluckte.

»Verstehen Sie mich nicht falsch«, fuhr er fort, »*Powerboring* muss kein absoluter Bestseller werden, auch wenn wir natürlich genau darauf hinarbeiten. Aber es sollte eben auch kein absoluter Flop sein. Das Buch sollte Ihren Vorschuss reinverdienen, und es sollte für Sie so viel Aufmerksamkeit generieren, dass Sie danach als Marke gelten, bekannt und gefragt sind – und der Verlag hoffen darf, dass ein zweiter Ratgeber aus Ihrer Feder ebenfalls ein gutes Geschäft für ihn sein wird.«

Gruber sah mir an, dass mich seine Schilderungen unter Druck setzten.

»Das gilt für alle Autoren, auch wenn es sich die wenigsten so bewusst machen. Aber in Ihrem Fall können Sie schon einige Pluspunkte für sich verbuchen.«

»Und welche wären das?«

»Zunächst einmal haben Sie mich als Agenten.«

Er lächelte, aber ich wusste, dass er das mindestens zur Hälfte ernst meinte.

»Dann haben Sie einen namhaften Verlag mit ordentlich Vertriebspower, und dieser Verlag – das wäre der dritte und nicht unwichtigste Punkt – glaubt an Sie und Ihr Buch. Soviel ich gehört habe, geben die Buchhandlungen schon fleißig Vorbestellungen auf.«

»Trotzdem muss das Buch vor Ort erst mal verkauft werden.«

»Das stimmt, aber da müssen Sie sich keine allzu großen Sorgen machen. Ihr Ratgeber ist gut geschrieben, er hat ein witziges, zugleich etwas schräges Thema – und die Buchhändler, die ihr Buch stapelweise bestellen, werden es auch stapelweise im Laden präsentieren. Dazu entwerfen wir zusammen mit dem Verlag gerade verschiedene Werbemittel, Pappaufsteller und Verkaufsboxen, die *Powerboring* in den Geschäften weitere Aufmerksamkeit bescheren werden. Da müsste schon viel Pech im Spiel sein, wenn sich Ihr Ratgeber nicht gut verkaufen sollte. Außerdem haben wir schon jede Menge Presseanfragen.«

Er reichte mir eine zweiseitige Liste über den Schreibtisch. Darauf standen viele Zeitschriften und Tageszeitungen, die ich kannte, und einige, deren Namen mir nichts sagten. Am Ende folgten Radio- und Fernsehsendungen.

»Wir klären noch ab, welche dieser Journalisten ein Interview mit Ihnen führen werden und für welche das Material reicht, das mein Mitarbeiter mit Ihnen zusammen vorbereitet. Sie werden aber auf jeden Fall gut zu tun haben.«

Die Heimfahrt reichte nicht aus, um mich wieder einigermaßen zu beruhigen, aber nach zwei Tagen in meiner gewohnten Umgebung ging's wieder. Die Uni, so viel stand fest, würde im kommenden Semester auf mich verzichten müssen. Und als Thomas Gruber mir die Liste mit den anstehenden Terminen mailte, blieben im Kalender bis zum Erscheinen von *Powerboring* nicht viele Lücken. Immerhin war alles gut organisiert. Ich würde nicht an einem Tag hier und am nächsten ganz woanders sein müssen. Die Schulungen, die Foto- und Interview-Sessions waren zu Blöcken zusammengefasst, die sich gut wochenweise abarbeiten ließen.

Die meisten Termine fanden in München und Umgebung statt – Gruber hatte mir Exposés zu drei Wohnungen mitgemailt, die ich für diese Zeit mieten und von denen aus ich alle Verabredungen gut mit den Öffentlichen erreichen konnte. Ein Apartment lag nicht weit vom Englischen Garten und von Mats' Wohnung entfernt, sie war obendrein das kleinste und günstigste der drei. Und so bat ich Gruber, das Apartment für mich anzumieten.

Der Schauspieler, der mich sprachlich auf Vordermann bringen sollte, kam aus meiner Heimatstadt.

»Er hatte vor der Schauspielschule dasselbe Problem wie Sie«, erklärte mir Gruber seine Wahl.

Mit »Problem« meinte er »Dialekt«, und die Trainingsstunden waren so gelegt, dass ich zweimal eine Woche lang bei meinen Eltern wohnen und von dort aus zu den Treffen mit dem Schauspieler fahren würde. Meine Eltern waren einverstanden, und meine Mutter noch viel mehr, als sie erfuhr, wer mein Sprachlehrer war.

»Sag bloß«, rief sie aus, »den kennst du auch?«

Sie hatte den Mann in einer erfolgreichen Fernsehserie und einem Kinofilm gesehen. Und da auch mir sein Name etwas sagte, musste er ziemlich berühmt sein. Auf jeden Fall war er etwas speziell, und er hatte, wie sich herausstellte, interessante Methoden, mir das Atmen und Sprechen beizubringen.

Wir trafen uns nicht in seiner Wohnung, sondern in einem kleinen Hinterhoftheater in der Stadtmitte. Das war mit S- und U-Bahn gut zu erreichen – aber Engelbert Duse, der Schauspieler, bestand darauf, dass ich zumindest einen Teil der Wegstrecke zu Fuß ging.

»Und auf den letzten hundert Metern darf es ruhig in Richtung Joggen gehen«, sagte er am Ende unseres ersten Telefonats noch und legte auf.

Diese letzten hundert Meter ging es steil bergauf, und als ich japsend und mit rasendem Herzen vor dem Durchgang stand, der in den Hinterhof und zum Theatereingang führte, war kaum an ruhiges Atmen und schon gar nicht an Sprechen zu denken. Der Hinterhof war menschenleer. Auf einem Schild, das wie ein Spruchband gestaltet war, bildeten Großbuchstaben den Namen des Theaters. Darunter stand eine Tür offen. Ich ging hinein, aber auch im plüschig gestalteten Foyer erwartete mich niemand. Zwei weitere Türen, die wohl zum Zuschauerraum führten, waren geschlossen. Eine dritte Tür, zwischen dem Treppenabgang zu den Toiletten und dem linken Eingang gelegen, stand offen. Ich betrat den schummrigen Gang dahinter, und nachdem ich einige Stufen erklommen hatte, stand ich unvermittelt auf einer kleinen Bühne, die links und rechts von einem weinroten Vorhang eingefasst wurde.

Im Zuschauerraum waren alle Stühle hochgeklappt bis auf einen in der Mitte der dritten Reihe. Dort saß ein Mann, der Engelbert Duse ähnelte, allerdings bedeutend älter aussah als Duse auf seinen Pressefotos. Er schaute schmunzelnd zu mir herauf, rief leise »Bravo, gefunden!« und klatschte dazu in die Hände.

»Herr Duse?«

»Lieber Daniel, sagen Sie doch bitte Engelbert zu mir. Sonst fühle ich mich noch älter, als ich ohnehin schon bin.«

Seine Stimme war voll und warm und füllte den Raum, obwohl er lässig auf seinem Platz saß und ihm keine Anstrengung anzusehen war. Offensichtlich beherrschte er, was er mir beibringen sollte.

»Gern, Engelbert. Und was soll ich jetzt machen?«

»Schulterbreiter Stand, mein Lieber. Rücken gerade, Kopf hoch, und schauen Sie auf einen Punkt hinter mir.«

Er legte erst die linke Hand mit dem Daumen nach unten auf seinen Kopf, dann seine rechte in derselben Art auf die linke.

»Das wäre die Höhe, in der Sie über mich hinwegschauen.«

Gut, er hätte auch einfach »zwei Handbreit« sagen können, aber vermutlich war ihm das zu profan.

»Und jetzt hören Sie auf zu japsen.«

Das war leichter gesagt als getan, obwohl ich meiner Meinung nach schon viel ruhiger atmete als direkt nach meiner Ankunft.

»Atmen Sie mal richtig tief in den Bauchraum, bitte.«

Ich fragte mich, wie ich meinem Atem beibringen sollte, wohin er sich zu wenden hatte. Duse sah mir das wohl an. Er erhob sich, streckte die Arme, als müsse er gähnen. Dann atmete er tief ein und führte dazu seine Hände vor seiner Brust vorbei nach unten, bis er sie knapp über dem Gürtel seiner sehr locker sitzenden Stoffhose auf den Bauch legte. Ich folgte seinem Beispiel, und auch wenn ich nicht mit Sicherheit hätte sagen können, wohin ich gerade atmete: Es fühlte sich anders an, tiefer, sozusagen. Engelbert Duse jedenfalls nickte und lächelte mich zufrieden an.

»Gleich noch einmal.«

Ich atmete, er ging zum einen Ende der Sitzreihe und trat an den Bühnenrand. Mein Blick folgte ihm und versuchte, weiterhin zwei Handbreit über ihn hinweg zu zielen. Er schüttelte aber nur nachsichtig seinen Kopf und deutete mit dem Finger auf die Stelle, die ich vorhin fixieren sollte. Ich schaute also wieder geradeaus ins Nirgendwo, und ehe ich mich's versah, stand Duse direkt hinter mir und korrigierte meine Körperhaltung mit wenigen Handgriffen.

Wie war er so schnell auf die Bühne gekommen?

Verblüfft linste ich nach links und rechts, aber nirgendwo gab es eine Treppe vom Zuschauerraum hier herauf, und für den Umweg über die Seitentüren, die es zu beiden Seiten der Bühne gab, hätte ihm die Zeit gefehlt. Duse bemerkte meine Verwirrung, sagte aber nichts dazu, sondern schmunzelte erneut.

Wir arbeiteten gut zwei Stunden lang auf der Bühne des kleinen Theaters, und am Ende unserer ersten Einheit erklärte er mir einige Übungen, die ich bis zum Treffen am nächsten Tag zu Hause machen sollte. Dann verschwand er grußlos, und ich wartete im Foyer, weil ich dachte, der Schauspieler habe nur kurz auf die Toilette gemusst – aber als er nach einer halben Stunde noch immer nicht wiedergekommen war und ich auch auf dem Männerklo niemanden angetroffen hatte, trollte ich mich.

Mama wollte alles über meine ersten Unterrichtsstunden wissen, vor allem interessierte sie, wie Engelbert Duse denn so war. Was ich ihr zu erzählen hatte, war so wenig, dass sie nach einer Weile keine Fragen mehr stellte. Ich machte mich in meinem Zimmer sofort an die Übungen, die mir Duse aufgetragen hatte. Manches fiel mir schwer, aber ich war mit Eifer bei der Sache.

Eine der Übungen ging mir allerdings nach einigen Versuchen richtig leicht von der Hand: schulterbreiter Stand, tief in den Bauchraum atmen, dann mit der rechten Hand auf einen Punkt auf Augenhöhe zielen – das ging am Fenster wunderbar, mit Blick auf die gegenüberliegenden Häuser und die Bäume dahinter – und Konsonanten mit voller Wucht ausstoßen, fast ausspeien. Danach einatmen und für den nächsten Konsonanten wieder allen Atem sozusagen in einem Stoß mit dem Zwerchfell aus dem Bauch herausschleudern.

»P-h!«

»T-h!«

»K-h!«

»Kscht-h!«

Und alles wieder von vorn.

Die zweieinhalb Stunden, bis mich meine Mutter zum Abendessen holte, vergingen darüber wie im Flug.

»Und bitte, Daniel«, sagte sie, als ich meine Übung beendete, »könntest du vielleicht vom Fenster weggehen oder wenigstens die Jalousie herunterlassen? Als ich den Müll rausbrachte, hat mich Martina von gegenüber ganz besorgt gefragt, ob denn mit dir alles in Ordnung sei.«

Engelbert Duse war recht zufrieden mit mir, und nach einer Übungsstunde, in der er mir noch letzte Kleinigkeiten mit auf den Weg gab, erklärte er die Schulung für beendet.

»Bleiben Sie dran, Daniel, machen Sie Ihre Übungen und rufen Sie sich immer wieder die Regeln in Erinnerung, die ich Ihnen an die Hand gegeben habe.«

Zwei dieser Regeln gab ich noch am selben Abend im *Bogey* zum Besten. Dass ich »Kleinichkeiten« sagte, fand niemand am Tisch bemerkenswert – das machten alle so, auch unsere beiden Holländer. Aber als ich »habe« mit übertriebenem »ö« am Ende aussprach, kriegten sich Frans und Hoby kaum mehr ein.

»Das hätte mir Duse natürlich nie durchgehen lassen«,

wandte ich ein, als sich die beiden die Lachtränen aus den Augenwinkeln wischten. »Es soll ja eigentlich auch kein ›ö‹ sein, sondern ein gedecktes ›e‹.«

»Ich findö ›ö‹ viel besser«, gluckste Hoby, und dann stießen wir auf die nächsten Wochen an, die ich in München verbringen würde.

Die möblierte Wohnung, die Gruber für mich angemietet hatte, war deutlich schicker eingerichtet als mein WG-Zimmer und hatte sogar einen kleinen Balkon. Ich räumte meinen Kram in die Schränke und kaufte ein, was ich zu essen und zu trinken im Haus haben wollte. Mit meinem Agenten würde ich mich erst am nächsten Tag treffen, also rief ich Mats Fermin auf dem Handy an. Er würde im Lauf des Nachmittags von einer Lesung nach München zurückkommen, und wir verabredeten uns für den frühen Abend.

Ich holte Mats zu Fuß ab. Es war sonnig und angenehm warm, wir schlenderten durch den Englischen Garten, und bald darauf saßen wir vor Bier und Brotzeit an einem Tisch beim Chinesischen Turm. Unterwegs hatte ich Mats von den Terminen erzählt, die Gruber für mich organisiert hatte. Er hatte nichts dazu gesagt, und als er jetzt auch am Biertisch etwas einsilbig wirkte, wollte ich den Grund dafür wissen.

»Hat Gruber die falschen Leute für mich engagiert? Mal abgesehen von Engelbert Duse, der ja auch ins Spiel kam, weil er Schwabe ist wie ich: Hattest du andere Lehrer?«

»Ich hatte gar keine.«

»Aber … durchlaufe ich denn nicht das übliche Programm für einen neuen Ratgeberautor?«

»Nicht ganz.«

Das Bier war frisch gezapft, die Brotzeit lecker – aber Mats saß mir gegenüber, als müsse er Schaben aus Brackwasser löffeln.

»Du hast doch auch irgendwann deine erste Lesung gehabt, deinen ersten Auftritt in einer Talkshow – wie wurdest du darauf vorbereitet?«

»Ich hatte schon ein paar Lesungen hinter mir, bevor Gruber mich unter Vertrag nahm. Und als die erste Anfrage für eine Talkshow reinkam, wurde ich übers Wochenende zu einer Art Workshop in einem Bürogebäude nicht weit vom Bavaria-Filmgelände geschickt. Auch Fotos wurden natürlich gemacht, und ich wurde von Thomas Gruber interviewt, damit er den Medien Zitate an die Hand geben konnte. Aber Sprachcoaching und eine Schulung, wie man eine Lesung richtig aufzieht – Fehlanzeige.«

Mir schwante, dass es Mats wurmte, dass ich mehr gebauchpinselt wurde als er.

»Du wirst das halt alles schon gekonnt haben«, versuchte ich, ihn zu besänftigen. »Wenn du schon aus deinen Büchern gelesen hast, warst du natürlich kein Anfänger wie ich, dem man erst noch alles beibringen muss.«

»Ja, ja«, machte Mats und nahm einen großen Schluck. »Eine Wohnung hat Gruber übrigens auch nicht für mich gemietet.«

»Na ja, zahlen muss ich sie schon selbst. Wenn das so weitergeht, ist vom ersten Vorschuss bald nicht mehr viel übrig.«

»Trotzdem sieht es ganz danach aus, als würden sich

Gruber und der Verlag von deinem Ratgeber mehr versprechen als von meinem damals.«

»Nein, die dachten sicher: Der Mats Fermin kann das alles schon, der braucht unsere Hilfe nicht.«

»Sicher. So wird's gewesen sein.«

Der Abend blieb diesmal zäh, und als wir gegen zehn vor Mats Fermins Haus standen, bat er mich nicht mehr mit hinauf. Er nickte mir nur knapp zu und verschwand nach oben. Ich ging langsam nach Hause. Gut möglich, dass es Mats jetzt schon bereute, mir den Kontakt zu seinem Verlag und seinem Agenten vermittelt zu haben.

Wie eine Lesung interessant gestaltet werden konnte, sollte ich in einem alten Bauernhaus am Münchner Stadtrand lernen. Meine Lehrerin war Adele Gwandtner, eine ältliche Dame, die mit zwei Fahrrädern an der Endstation der S-Bahn auf mich wartete. Sie begrüßte mich knapp, übergab mir das neuere der beiden Räder, ich schulterte meinen Rucksack, in dem ich den Laptop mit dem Buchmanuskript hatte, und los ging's, zunächst über holprige Feldwege aus dem dörflich wirkenden Stadtteil hinaus. Dann fuhren wir wieder in die Siedlung zurück, erneut hinaus und zwischen Feldern und Wiesen auf einen kleinen Hügel, von dem aus wir München vor uns ausgebreitet sahen. Die Frauenkirche erhob sich in der Ferne aus dem morgendlichen Dunst, und der Morgen war kühl genug, dass ich beim Ausatmen kleine Wölkchen ausstieß.

Nach meinen Übungen mit Engelbert Duse war ich inzwischen deutlich weniger kurzatmig, aber das Gestrampel den kleinen Hügel hinauf hatte mich trotzdem etwas aus der Puste gebracht. Meine Begleiterin dagegen war ohne jede erkennbare Mühe oben angekommen, obwohl sie reichlich Übergewicht mit sich herumschleppte.

»Schön, nicht?«

Sie sprach leise. Ich musste mich konzentrieren, um alles zu hören, was sie sagte.

»Ich liebe München. Vor allem aus sicherer Entfernung.«

Sie lachte kehlig, und ich konnte sie gut verstehen. Mir ging es mit meiner Heimatstadt genauso. Als sie danach stumm blieb und mir die Pause irgendwann zu lang wurde, wandte ich mich zu ihr um. Sie hatte mich offenbar schon eine ganze Weile angesehen, nun lächelte sie.

»Die Pause war zu lang, nicht?«

»Ein bisschen, ja.«

Sie nickte und deutete mit einer vagen Geste auf den Stadtteil hinunter, in dem wir losgeradelt waren.

»Finden Sie die S-Bahn-Station, vor der wir uns getroffen haben?«

Ich suchte die Häuserreihen ab, und schließlich zeigte ich auf den einstöckigen Flachdachbau, an dem die Gleise vorbeiführten.

»Können Sie mir auch den Weg zeigen, den wir hier herauf genommen haben?«

Das war schon schwieriger, weil wir ja kreuz und quer geradelt waren. Ich lag ein paarmal richtig und irrte mich ein paarmal. Adele Gwandtner wirkte schon recht zufrieden, noch bevor ich mit meinen Beschreibungsversuchen fertig war. Falls das eine Prüfung gewesen war, ging es nicht um mein Orientierungsvermögen.

»Ziemlich wirr, die Strecke, nicht?«, sagte sie schließlich. »Und jetzt, hier oben, haben wir den ganzen Überblick – auf dem Weg dahin wussten wir aber lange nicht, wo es langgehen soll, nicht?«

»Ja«, antwortete ich auf die Frage, die keine war, weil mir nichts Besseres einfiel.

Meine Lehrerin war trotzdem zufrieden. Sie nickte freundlich und stellte sich wieder in Blickrichtung Frauenkirche auf.

»Und schon haben Sie die drei wichtigsten Lektionen für eine unterhaltsame Lesung gelernt.«

Sie hatte plötzlich deutlich lauter gesprochen als bisher. Ich erschrak ein wenig, weil sie ihre Stimme so unvermittelt erhoben hatte. Sie klang nun auf einmal, als hätte Engelbert Duse auch sie gecoacht. Ihre Mundwinkel zuckten ein bisschen. Vermutlich hatte sie mich aus den Augenwinkeln zusammenzucken sehen und amüsierte sich darüber.

»Erstens«, fuhr sie fort, »sollten Sie nicht zu leise sprechen, wenn Sie wollen, dass man Ihnen lange zuhört.«

Ach, das war auch schon Teil des Unterrichts gewesen?

»Zweitens sollten Sie Ihren Zuhörern zumindest eine ungefähre Vorstellung davon vermitteln, wo es in Ihrer Veranstaltung hingehen wird, worauf Sie hinauswollen.«

Der verworrene Weg hier herauf, schon klar.

»Und drittens sollten Sie Ihren Zuhörern irgendwann eine gute Perspektive auf Ihr Thema ermöglichen. Ihr Publikum sollte Ihr Thema in seiner ganzen Schönheit, Komplexität oder Absurdität überblicken können – oder was immer sonst Sie Ihren Zuhörern vermitteln wollen.«

Sie verstummte wieder und sah mich an, als warte sie darauf, dass meine Miene die angemessene Erleuchtung ausdrückte.

»Das … das war aber jetzt noch nicht das ganze Coaching, oder?«, fragte ich schließlich.

Adele Gwandtner lachte.

»Nein, natürlich nicht. Aber ich bin bisher immer gut damit gefahren, meinen Schülern diese drei Grundregeln auf einfache Weise nahezubringen.«

»Und jetzt?«

»Jetzt gehen wir zu mir und frühstücken.«

Ich hatte auch bergab Mühe, ihr zu folgen. Es ging über asphaltierte Wege und Fahrspuren aus Kies und bloßer Erde. Und nach gut einer Viertelstunde hatten wir ein altes Bauernhaus erreicht, das früher wohl mal das Wohngebäude eines Aussiedlerhofs dargestellt hatte, jetzt aber an drei Seiten von Einfamilien- und Reihenhäusern umgeben war. Die Neubauten und ihre Gärten hielten einige Meter Abstand von Adele Gwandtners Bleibe, als fürchteten sie, Baufälligkeit sei ansteckend. Und je genauer ich das Gemäuer mit seinem bröckelnden Putz betrachtete, desto besser konnte ich das nachvollziehen.

Adele Gwandtner lehnte ihr Rad an einen Holzschuppen, hinter dessen offen stehendem Tor ein älterer Pick-up zu sehen war. Ich lehnte mein Fahrrad daneben und folgte ihr ins Innere des Wohnhauses. Wir erreichten eine sehr geräumige Wohnküche, die von der Morgensonne geradezu mit Licht geflutet wurde. Sie wies mir einen Stuhl an einem riesigen Tisch aus dunklem Holz zu. Auf der Oberfläche, die zerkratzt und an einigen Stellen ausgebleicht war, standen Teller, Tassen und eine Obstschale bereit. Dazu legte und stellte sie nun noch Besteck, einen Weidenkorb mit Brotscheiben, eine kleine Keramikschüssel mit Butter und je ein Holzbrett mit Wurst und Käse.

Als Letztes holte sie eine Thermoskanne von der Arbeitsplatte neben dem Spülbecken und schenkte uns beiden dampfend heißen Kaffee ein, der selbst beim Eingießen fast schwarz im Sonnenlicht wirkte. Sie hatte offenbar eine sehr gute Warmhaltekanne und eine Kaffeemaschine, die sehr starken Kaffee zustande brachte. Ich sah zur Arbeitsplatte hinüber und korrigierte mich. Mühle und Filterhalter – hier wurde der frisch gemahlene Kaffee von Hand aufgebrüht.

»Können Sie das Thema Ihres Buchs in einem kurzen Satz zusammenfassen?«, fragte Adele Gwandtner, nachdem sie mich wieder eine Zeit lang stumm betrachtet hatte.

»Ich gebe Tipps, wie man sich durch gewollte Langeweile von Stress erholen und auf diese Weise ruhiger und ausgeglichener werden kann.«

»Ich habe Ihr Buch nicht gelesen, aber ich hoffe doch, dass es darin auch kürzere Sätze gibt.«

Da war Engelbert Duse aber freundlicher mit mir umgesprungen. Ich nippte am Kaffee, um meinen Ärger zu überspielen, verbrannte mich aber dabei.

»Ja, die gibt's natürlich.«

Mir war der Ton eine Spur zu scharf geraten, meine Lehrerin quittierte das mit einem spöttischen Grinsen.

»Sie dürfen Bemerkungen wie meine eben nicht zu persönlich nehmen. Auch in Ihre Veranstaltungen werden nicht nur glühende Fans kommen. Ich trete zwar schon länger nicht mehr auf, aber früher saßen in meinen Lesungen zum Beispiel sehr oft mürrische Ehemänner, die ihre Frauen begleiten mussten und die nicht das geringste Interesse an meinen Geschichten hatten. Und wenn ich Lesungen befreundeter Autoren besuche, ist das auch heute noch so.«

»Was schreiben Sie denn?«

»Historische Romane. Starke Frauen, große Widerstände – das sind meine Themen. Und die behandle ich, ein wenig auch dem Genre geschuldet, manchmal auch in sehr langen Sätzen.«

Sie zwinkerte mir lächelnd zu.

»Aber für die Beschreibung meiner zentralen Themen habe ich nur vier Wörter gebraucht. Was wären Ihre vier?«

Ich dachte nach, nahm noch einen Schluck Kaffee, diesmal, ohne mich zu verbrühen.

»Gesund durch Langeweile – ginge das?«

»Sehr gut, und Sie haben mich sogar um ein Wort geschlagen.«

Sie ermunterte mich, mir Brot und Wurst und Käse zu nehmen, und wir plauderten während des Essens über die Themen, die mein Ratgeber behandelte: Langeweile, Stressabbau und die Fähigkeit, den eigenen Ehrgeiz auch mal ein wenig herunterzuschrauben. Es auch mal mit etwas gut sein zu lassen. Sie hörte interessiert zu, machte kluge Anmerkungen und gab mir Tipps, wie ich eine Erzählung knapper formulieren und besser auf den Punkt bringen könnte.

»Im Grunde genommen können Sie die Grundregel einer Präsentation mit PowerPoint-Folien befolgen. Kleben Sie nicht zu sehr – und vor allem nicht wörtlich – an dem, was in der Folie steht, oder in Ihrem Fall: in Ihrem Buch. Versuchen Sie eine Mischung aus Vorlesen und Erzählen. Natürlich wollen Ihre Zuhörer Passagen aus dem Buch hören, im Fall eines Ratgebers vielleicht kürzere als in einer Romanlesung. Suchen Sie sich besonders pointierte, wenn es geht, auch witzige Kapitel aus und lesen Sie nicht das ganze Kapitel, sondern nur einen Teil. Im Idealfall hören Sie dort auf, wo die Leute eigentlich gern mehr hören würden – denn sie sollen ja nicht nur Ihre Lesung besuchen, sondern anschließend auch Ihr Buch kaufen. Und unterbrechen Sie sich während des Lesens ruhig einmal und streuen Sie eine Anekdote ein. Was haben Sie denn bisher beruflich gemacht?«

»Ich habe studiert.«

Sie nickte, ihr Lächeln wurde wehmütig.

»Mein Studium habe ich mir auch sehr gemütlich eingerichtet. Das ist aber lange her, und ich hatte gedacht, dass es an den Unis inzwischen viel schulischer und weniger entspannt zugeht. Aber schön für Sie, dass es in Ihrem Fall noch anders möglich war.«

»Meine Eltern hätten es sich anders gewünscht.«

Sie lachte, dann schlug sie mir vor, es für die zwischen den Lesepassagen erzählten Texten mit einer Mischung aus selbst Erlebtem und konkreten Tipps für die Zuschauer zu versuchen. Wenn ich es mir zutraute, sollte ich einzelne Besucher einbeziehen und Ihnen direkt während der Veranstaltung einen Lösungsweg aufzeigen.

»Sie könnten Zuschauer bitten, Ihnen die Situation zu beschreiben, mit der sie ein Problem haben, und darauf würden Sie dann ganz konkret eingehen. Das hat aber zwei Haken: Erstens werden sich viele Leute nicht trauen, vor den anderen zu sprechen – und zweitens müssen Sie sehr spontan reagieren. Deshalb könnten die Veranstalter am Eingang Zettel auslegen, auf denen die Besucher solche Situationen aufschreiben könnten. Dann können Sie sich die Zettel rauspicken, zu denen Ihnen am ehesten etwas einfällt. Und da vermutlich oft ähnliche Situationen beschrieben werden, könnten Sie das, was auf den Zetteln steht, etwas verallgemeinert wiedergeben. Dann fühlen sich die Betreffenden weniger geoutet – und es fühlen sich auch mehr von ihnen gemeint.«

So ging es bis in den frühen Abend. Wir saßen eine Weile am großen Küchentisch, später auf einer Holzbank in der Mittagssonne, für eine Stunde auf Strohballen in der windschiefen Scheune nebenan, und schließlich auf zwei Baumstümpfen vor dem Haus, auf die sie Kissen gelegt hatte. Hier ließ sie mich aus einzelnen Kapiteln vorlesen, was mir anfangs einige Schwierigkeiten bereitete. Draußen war es fast zu hell, um den Buchtext auf dem Display des Laptops richtig sehen zu können. Direkt vor dem Haus verlief eine Straße, auf der reichlich Verkehr herrschte. Und ab und zu blieben Passanten stehen und sahen mir zu, wie ich aus meinem Buch zu lesen versuchte.

»Können wir nicht wieder hinters Haus gehen oder in die Küche?«, fragte ich, nachdem mich zwei Kieslaster zu einer Lesepause gezwungen hatten.

»Nein, das ist hier schon ganz richtig. Und wenn die nächsten Lastwagen vorbeikommen, lesen Sie doch bitte einfach weiter.«

»Davon werden Sie aber nicht viel mitbekommen.«

»Strengen Sie sich an, lassen Sie sich was einfallen.«

Ich kämpfte mich durch, und als ich von neunzehn Uhr an fast eine halbe Stunde las und erzählte, ohne dass mich Autos und Passanten, klingelnde Radler und ein Mähdrescher darin unterbrechen konnten, nickte mir Adele Gwandtner zufrieden zu und erhob sich.

»Fertig für heute«, sagte sie und ging mir in die Küche voraus.

Sie schenkte uns noch ein Feierabendbier ein, dann gab sie mir Hausaufgaben auf. Ich sollte bis in einer Woche drei unterschiedliche Lesungen zu meinem Ratgeber konzipieren und sie mit unterschiedlichen Anekdoten und fiktiven Zuschauerfragen aufpeppen.

»Die drei Lesungen stellen Sie mir dann hintereinander vor«, sagte sie.

»Wird gemacht. Wann soll ich da sein?«

»Sie brauchen dafür nicht extra hier herauszufahren, wir schalten uns online zusammen.«

Ich sah mich um. Der Brotschneider war mit einer Handkurbel versehen, das Kofferradio in der Ecke streckte trotzig seine verbogene Antenne Richtung Fenster, und daneben lagen Utensilien zum Messerschärfen. Abgesehen vom Cerankochfeld und dem riesigen Kühlschrank konnten alle Gerätschaften älter sein als ihre Besitzerin.

Adele Gwandtner deutete meine Blick richtig. Sie stand auf.

»Kommen Sie mal mit.«

Wir gingen in den Flur. Sie öffnete eine Tür, neben der alte, ausgetretene Hausschuhe und schmutzige Gummistiefel auf dem Boden standen. Der Raum dahinter hatte allerdings so gar nichts Ausgetretenes und Schmutziges. Er war groß und hell, ein Fenster ging auf die Wiesen hinter dem Haus hinaus. Die Wände waren mit historischen Landkarten geradezu tapeziert, und zwischen übervollen Bücherregalen standen ein moderner Schreibtisch und ein bequemer rot-schwarzer Schreibtischsessel, wie ihn Gamer liebten. Auf dem Schreibtisch befand sich ein nagelneuer Mac mit großem Bildschirm. Als ich mich wieder zu ihr umdrehte, lächelte sie mich spitzbübisch an.

»Und meine Internetverbindung ist auch recht flott. Von meiner Seite aus steht einer kleinen Videokonferenz also nichts entgegen.«

KAPITEL 7

PRIORITÄTEN? LASS EINFACH *ALLES* LIEGEN

Zwischen meinen Demolesungen für Adele Gwandtner und den nächsten Terminen hatte ich zwei freie Tage. Ich hätte Lust gehabt, zu meinen Eltern zu fahren, aber die waren gerade für eine Woche im Urlaub am Bodensee. Auch ins *Bogey* wäre ich mal wieder gern gegangen, um die Jungs zu sehen, aber das erübrigte sich, als ich Frans anrief.

»Ich hätte dich heute auch noch angerufen«, sagte er. »Wir schauen uns morgen am späten Nachmittag ein Bayern-Spiel an, und wir wollten dich fragen, ob wir dich davor oder danach treffen können.«

»Klar, gern«, antwortete ich. »Wer kommt denn alles?«

»Hoby hat irgendwie über seine Mutter vier VIP-Tickets bekommen, da waren Gerry, Seb und ich natürlich sofort dabei.«

Er ließ eine kleine Pause. Vermutlich war ihm gerade eingefallen, dass ich womöglich beleidigt sein konnte, weil niemand an mich gedacht hatte.

»Das hat sich ziemlich kurzfristig ergeben«, beteuerte er deshalb. »Sonst hätten wir dich natürlich auch gefragt.«

»Da musst du kein schlechtes Gewissen haben. Fußball

ist nicht so meins.« Und für den Fall, dass das nicht reichte, schob ich nach: »Das habt ihr sicher gewusst.«

»Natürlich, haben wir.«

Es machte Spaß, mit Frans zu reden, und kurz darauf hatten wir verabredet, dass die Jungs am nächsten Morgen zu einem zweiten Frühstück zu mir kommen würden. Sie mussten ziemlich früh losgefahren sein, denn als es an meiner Tür klingelte, war es noch nicht einmal zehn.

»Und Hunger haben wir auch«, sagte Hoby nach der Begrüßung, als sei das eine Überraschung.

Weißwürste hatte ich schon am Vortag in großer Zahl gekauft, nun schickte ich Seb noch zum Bäcker um die Ecke, Brezeln zu holen. Währenddessen naschte Hoby von den Süßigkeiten, die in der Küche neben dem Kühlschrank lagen, und Gerry, Frans und ich kochten Kaffee und deckten den Tisch. Es wurde eine noch gemütlichere Runde als im *Bogey*. Frans schwärmte von einigen Spielern des FC Bayern und erklärte, warum die Münchner heute haushoch gewinnen würden. Gerry widersprach ihm halbherzig, aber als Seb ihn damit aufzog, dass der FC Bayern ja erst richtig gut geworden sei, nachdem er keine Holländer mehr in seinem Kader habe, waren sich Frans und Gerry sofort wieder einig, dass das natürlich auf keinen Fall zutraf. Danach ging es eine Weile um die Vorzüge von Spielern wie Arjen Robben, und irgendwann tischte Seb neue Anekdoten aus dem Fernsehstudio auf, und ich erzählte ein wenig von Mats Fermin, den Seb ja von den Aufnahmen her ebenfalls kannte.

Hoby beteiligte sich erst nennenswert an unserer Unterhaltung, als alle Weißwürste verputzt waren, die meisten von ihm. Er war es dann, der ein Thema ansprach, um das die anderen offenbar bisher einen großen Bogen gemacht hatten.

»Sag mal, Dani«, begann er, »das Spiel dauert ja bis kurz nach acht, und danach wollten wir noch mit dir um die Häuser ziehen. Da wäre es natürlich super, wenn wir nicht heute noch heimfahren müssten. Kannst du uns denn eine günstige Bleibe empfehlen?«

Dazu glitt sein Blick wie zufällig durch den Raum. Er war ein schlechter Schauspieler.

»Ihr könnt gern hier übernachten. Einer kann auf die Couch, und wenn euch der Boden nicht zu hart ist…«

»Wir haben Luftmatratzen dabei«, meldete sich Seb zu Wort und zwinkerte mir zu. »Rein zufällig, natürlich.«

»Natürlich.«

Sie holten ihren Kram aus dem Wagen, und als die anderen ihre Luftmatratzen ausrollten, sah mich Hoby so leidend an, dass ich ihm schließlich anbot, den freien zweiten Platz in meinem Bett zu belegen.

»Danke«, sagte Hoby und strahlte. »Ich hab's nämlich ziemlich im Rücken.«

Er hatte es ziemlich im Bauch, aber ich ließ seine kleine Schwindelei einfach so stehen. Ich freute mich auf einen schönen Abend mit den Jungs. Doch der Plan, nach dem Fußballspiel gemeinsam etwas trinken zu gehen, würde sich bald darauf in Luft auflösen.

Thomas Gruber rief an.

»Haben Sie heute Abend schon was vor?«, fragte er ohne Umschweife.

»Ja, ein paar Freunde sind zu Besuch.«

»Können Sie das absagen? Oder sich zumindest für zwei, drei Stunden ausklinken?«

»Wann denn?«

»So gegen achtzehn Uhr.«

»Das würde passen. Die Jungs schauen sich ein Bayern-Spiel an, das um halb sieben losgeht.«

»Sie sollten auf einer kleinen Party ein paar wichtige Leute treffen, und wenn es schnell geht, sind Sie gegen neun wieder bei Ihren Kumpels. Ich lasse Sie abholen. Ziehen Sie sich was Vernünftiges an, *creative casual*, und rufen Sie sich in Erinnerung, was Ihnen Engelbert Duse beigebracht hat.«

»Creative casual« musste ich nachschlagen, aber ich hatte Passendes im Kleiderschrank. Frans und die Jungs machten sich schon gegen fünfzehn Uhr auf den Weg ins Stadion. Vor allem Hoby drängelte, weil seine Mutter ihm gesagt hatte, dass die VIP-Karten auch ein Büfett vor Spielbeginn beinhalteten. Sie ließen den Wagen stehen, damit keiner Sprudel trinken musste. Und ich würde einen von ihnen anrufen, sobald ich mich von der Party loseisen konnte.

Ich legte mich noch eine Runde hin, weil mir das Aufstehen um zehn Uhr doch etwas zu früh gewesen war, vor allem, wenn mir ein langer Abend mit Frans und den anderen bevorstand. Nach dem Aufstehen hatte ich noch genug Zeit zum Duschen, und als ich abholbereit in Jeans, Shirt und Sakko vor dem Spiegel stand, sah ich genauso aus, wie ich mir immer Werber in der Großstadt vorgestellt hatte. Es klingelte an der Tür, vor dem Haus wartete ein BMW auf mich, und auf der Rückbank saß Thomas Gruber.

»Mir ist gerade noch rechtzeitig eingefallen, dass ich Sie ja noch ein bisschen für die Party briefen muss«, sagte er. »Deshalb fahren wir jetzt zusammen hin.«

Der Fahrer manövrierte seinen Wagen elegant und zügig durch die Stadt, und unterwegs erzählte mir mein Agent, mit wem ich auf der Party sprechen sollte.

»Gefeiert wird in der Villa von Lukas Berg draußen in Grünwald.«

Lukas Berg hatte früher im ZDF alles wegmoderiert, was nach großer Gala aussehen sollte. Das war lange her, damals hatte ich als Kind mit meinen Eltern im Wohnzimmer gesessen, und vor allem meine Mutter war immer dahingeschmolzen, wenn er sich mit etwas öligem Charme an die Zuschauer gewandt und in die Kamera gezwinkert hatte. Inzwischen war Berg meines Wissens nicht mehr als Moderator im Geschäft, aber seine florierende Produktionsfirma hatte einige Shows entwickelt, die begehrte Sendeplätze belegten.

»Lädt er einen ein, sollte man lieber nicht absagen, falls man im deutschen Fernsehen noch was werden will«, referierte Gruber. »Sagt Ihnen Alban Bergs Oper *Lulu* etwas?«

Er sah mich an und kannte die Antwort. Flink wischte er auf seinem Smartphone herum und hielt es mir dann hin. Er hatte den Wikipedia-Artikel zu der Oper aufgerufen.

»Durchlesen, bitte.«

Ich überflog den Artikel.

»Und jetzt?«

»Merken Sie sich ein paar Details zu *Lulu*. Lukas möchte von seinen Freunden unbedingt ›Lulu‹ genannt werden – und seine Freunde sind alle, die er in sein Haus einlädt und nicht gleich wieder rauswirft. Wenn er Ihnen gestattet, ihn ›Lulu‹ zu nennen, ist das einerseits ein gutes Zeichen – andererseits sollten Sie dann ganz schnell irgendeine Kleinigkeit zu Alban Bergs Oper parat haben. Denn er kokettiert gern damit, dass er seinen Spitznamen vor allem deshalb so liebt, weil er nicht nur von ›Lukas‹ abgeleitet ist, sondern auch einen Bezug zu seinem Familiennamen herstellt, den er sich mit dem Komponisten von *Lulu* teilt.«

Er grinste.

»Und dazu auf keinen Fall grinsen. Berg meint das ernst.«

»Mit ihm soll ich reden?«

»Ja, aber nur, bis Sie Ihr Halbwissen über die Oper losgeworden sind. Ich will Ihnen zwei seiner Mitarbeiter vorstellen. Die entwickeln Shows am laufenden Band …« Er warf mir einen kurzen Seitenblick zu, war dann aber etwas enttäuscht, weil ich das Wortspiel nicht schnell genug verstanden hatte. »Ich habe den beiden von *Powerboring* erzählt, und sie wollen sich nun ein bisschen mit Ihnen unterhalten.«

»Gern, danke fürs Einfädeln.«

»Keine Ursache, das ist mein Job.«

Nicht für jeden, ging es mir durch den Kopf, als ich mich an das Gespräch mit Mats erinnerte.

»Außerdem«, fuhr Gruber fort, »sind dort meistens auch einige der Leute eingeladen, die sich in den gängigen Talkshows die Klinke in die Hand geben. Es kann nicht schaden, wenn Sie sich mit dem einen oder der anderen schon gut verstehen, bevor Sie mit ihnen gemeinsam in einer Sendung sind.«

»Kenne ich diese Leute?«

»Schauen Sie keine Talkshows?«

»Wenn, dann eher solche, in denen es um Politik geht.«

»Kein Problem, ich stelle Sie allen vor, die Sie kennenlernen sollten.«

Er grinste wieder.

»Außerdem lässt Berg sein Catering gern von Sterneköchen machen. Sie sollten also unbedingt ein paar Häppchen probieren.«

Der Trubel vor Bergs Villa passte nicht zu dem, was ich nach Grubers Ankündigung einer »kleinen Party« erwartet hatte. Limousinen und Cabrios fuhren vor, Gäste stiegen aus und überließen die Autoschlüssel jungen Männern und Frauen, die sie geschickt aus der Zufahrt steuerten. Diesen Service mussten wir nicht in Anspruch nehmen. Unser Fahrer ging nicht mit zur Party, sondern würde uns wieder abholen, sobald wir ihn anriefen.

Einige der Leute, die vor uns zu der Freitreppe am Scheitelpunkt der oval angelegten Zufahrt schlenderten, kannte ich aus dem Fernsehen. Einen Moment lang befürchtete ich, auf Shari und ihren Schauspielerfreund zu treffen, aber die beiden waren nirgendwo zu sehen. Vielleicht hatte ich

Glück, und Rasch besuchte mit ihr heute eine andere private Party.

Die Neuankömmlinge wurden am zweiflügligen Eingangsportal von einem stoisch dreinblickenden Mann mittleren Alters empfangen, der eine Art Livree trug, allen zur Begrüßung ernst zunickte und ihnen Mäntel und Capes und anderes abnahm, was sie während der Party nicht brauchen würden. Alles übergab er sofort zwei jungen Männern, die in ähnlicher Aufmachung schräg hinter ihm standen und ständig zwischen dem Portal und einer Garderobe hin und her flitzten, die links der Empfangshalle einen breiten Seitenflur ausfüllte.

Im Haus summte es wie in einem Bienenstock. Die Gäste spazierten durch die Halle, hielten hier und dort ein kurzes Schwätzchen oder gingen über die große Terrasse zum Garten hinaus. Zwischen den Gästen trugen zwei junge Frauen Tabletts mit Sektgläsern umher, von denen auch mein Agent und ich uns bedienten. Thomas Gruber verschwand danach für einen Augenblick von meiner Seite und unterhielt sich mit einem Paar, das ihm zugewinkt hatte. Ich sah mich um, erkannte einige Moderatorinnen und Schauspieler, auch zwei prominente Politiker bemerkte ich, und alle bewegten sich in dem Gewimmel hin und her, als würden sie viele der Umstehenden kennen. Hier ein paar Worte im Vorübergehen, dort ein Nicken, und immer wieder wurden Gläser erhoben, um Gästen zuzuprosten, die gerade außer Hörweite waren.

Ich sah genauer hin, und bald konnte ich die Anwesenden grob in zwei Gruppen unterscheiden. Die einen kannten offenbar wirklich Gott und die Welt und hatten alle Mühe, mehr als einen Schritt voranzukommen, ohne von den nächsten ins Gespräch gezogen zu werden. Die anderen hatten ebenso große Mühe, mit der Situation vertraut zu wirken, in Richtung von Leuten zu nicken und zu prosten, die sie nicht kannten, und so den Eindruck zu verwischen, sie seien hier fehl am Platz.

Ein Mann Mitte fünfzig, der in der Empfangshalle von Gespräch zu Gespräch schwamm, schien zur ersten Gruppe zu gehören. Er wurde von allen begrüßt, von vielen mit Küsschen links und rechts, von manchen dagegen ohne große Begeisterung. Die Frau, die er im Schlepptau hatte, fühlte sich in dem Trubel offensichtlich nicht wohler als ich. Sie war Mitte, Ende zwanzig, trug ein schlichtes, aber schickes Kleid, das ihre schlanke Figur sehr vorteilhaft umschmeichelte, und manchmal, wenn sie sich von einem Gesprächspartner verabschiedete und dem Mittfünfziger zum nächsten Kontakt folgte, gefror ihr hübsches Gesicht zu einer angestrengten Maske. Ich beobachtete sie, und als sie sich abrupt umdrehte, weil ihr Begleiter jemanden in meiner Richtung als neue Zielperson ausgewählt hatte, trafen sich unsere Blicke. Ich schaute schnell weg, aber als ich betont zufällig wieder in ihre Richtung blickte, fing ich ein etwas spöttisches, aber sympathisches Lächeln auf, bevor sie auf das Paar vor sich einzureden begann.

»Kommen Sie, ich stelle Sie den ersten Leuten vor«, raunte mir Thomas Gruber ins Ohr.

Ich zuckte zusammen, weil ich sein Näherkommen mit Blick auf die junge Frau nicht bemerkt hatte. Er sah in ihre

Richtung. Allerdings irrte er sich darin, wen ich gerade angesehen hatte.

»Ja«, sagte er und nickte, »der ist auch ziemlich wichtig. Roger Waludy, Sie kennen sicher einige seiner Filme. *Dortmund 57*, *Kübelwagen und Kolchose*, *Rettet Rosa* – er pendelt verlässlich zwischen Straßenfeger und Vollflop, aber meistens machen seine Investoren einen guten Schnitt. Wenn Sie ihn beobachten, werden Sie bald wissen, wer sein Geld in einen seiner Flops und wer es in ein erfolgreiches Projekt gesteckt hat. Waludy fehlt übrigens auf keiner Party in München und Umgebung, weil er immer auf der Suche nach Investoren ist. Im Moment plant er, glaube ich, das Remake eines alten Heinz-Erhardt-Films. Ich persönlich würde in diesem Fall die Finger davon lassen.«

»Und die junge Frau?«, fragte ich.

»Ach so«, versetzte Gruber und musterte sie. »Die kenne ich nicht, aber meistens hat er irgendwelche Filmhäschen bei sich, denen er eine Rolle zuschanzen will.«

»Und die dafür … nett zu ihm sein müssen?«

»Kann sein, aber seit #metoo ist das für einen Schürzenjäger wie Waludy ziemlich riskant geworden. Zum Glück. Aber jetzt kommen Sie.«

Er pflügte vor mir durch die anderen Gäste, und ich rekapitulierte, was ich noch von dem Wikipedia-Artikel über Alban Bergs Oper wusste. Doch mein erstes Gespräch in der Villa führte ich mit einer Frau. Ich schätzte sie auf Ende fünfzig, ihre rötlich getönten Haare verweigerten sich einer geordneten Frisur, und die Stimme, mit der sie meinen Agenten erfreut begrüßte, war hart und schrill.

»Kornelia, darf ich dir meinen neuesten Klienten vorstellen?«

Gruber hatte seiner Stimme eine Extraportion Charme beigemischt, und die Frau lächelte mir freundlich entgegen.

»Kornelia Laban ist die wichtigste deutsche Filmproduzentin«, stellte er sie mir vor, und die Frau winkte kokett ab. Er nannte ihr meinen Namen und den Titel meines Ratgebers, der bald erscheinen sollte.

»*Powerboring* – nicht schlecht«, lobte Kornelia und lachte. »Über Langeweile habe ich, glaube ich, noch kein Buch gelesen. Und ganz ehrlich, lieber Daniel – ich darf Sie doch Daniel nennen? –, Langeweile hätte ich manchmal sehr gern. Ihr Buch muss ich also unbedingt lesen.«

Gruber nannte ihr den Erscheinungstag, wir plauderten noch ein wenig. Kornelia Laban war witzig, strotzte vor Wissen und konnte sehr charmant sein. Dann erspähte sie über Grubers Schulter hinweg jemanden, »mit dem ich unbedingt noch etwas klarmachen muss« – und weg war sie.

»Ist das üblich, dass Sie hier einfach stehen gelassen werden?«, fragte ich Thomas Gruber, während er sich nach neuen Gesprächspartnern umsah.

»Ach, da dürfen Sie sich nichts draus machen. Kornelia hat Sie und Ihren Ratgeber jetzt auf jeden Fall abgespeichert, und wenn ihr dazu irgendwann eine Filmidee einfällt, wird sie mich anrufen und mich nach Ihrer Handynummer fragen. Das passt schon so.«

»Wo ist eigentlich der Hausherr?«, fragte ich. »Ich weiß nicht, wie lange ich mich noch an den Wikipedia-Kram zu *Lulu* erinnern kann.«

Gruber lachte und brachte mich zu einem Mann Ende dreißig, der gerade ein leeres Sektglas auf einem vorbeischwebenden Tablett abstellte und sich im Tausch ein volles nahm. Es handelte sich um einen der beiden Showlieferanten, die für Bergs Produktionsfirma arbeiteten. Henk de Woel war gebürtiger Niederländer und hatte seine ersten Erfolge für einen Amsterdamer Fernsehproduzenten gefeiert. Das hatte mir Gruber schon auf der Herfahrt erzählt.

»Langeweile als Thema eines unterhaltsamen Ratgebers, keine schlechte Idee.«

De Woel sprach akzentfreies Deutsch, anders als Frans und Gerry, und er schien das Manuskript von *Powerboring* gelesen zu haben.

»Bisher ist mir noch keine Show dazu eingefallen, aber mein Kollege ist ganz vernarrt in die Idee, etwas auf die Beine zu stellen. Aber wenn wir mal was haben und Lulu uns deswegen mit Ihnen verhandeln lässt, wird das natürlich keiner von uns zugeben. Lob vor Vertragsunterzeichnung erhöht nur unnötig die Autorenbeteiligung, sagt der Chef immer.«

Wir unterhielten uns noch ein bisschen, dann verabschiedete sich de Woel.

»Ich werde mich bei Thomas melden, sobald sich was ergibt. Und Ihnen viel Erfolg.«

Gruber führte mich zum Büfett, das wirklich erstklassig

war. Vor den Linguine mit Scampi und Pilzen stieß ich mit einer Frau zusammen. Sofort trat ich einen Schritt zurück und entschuldigte mich. Doch sie lächelte mich nur an, lud ihren Teller auf die linke Hand um und hielt mir die rechte hin.

»Sabrina«, hauchte sie, und dazu funkelten ihre dunklen Augen, dass es mir ganz anders wurde.

Ich jonglierte nicht ganz so geschickt mit meinem Teller wie sie, aber am Ende schaffte ich es doch, ihr die Hand zu geben. Ihre Haut fühlte sich weich und trocken an.

»Nehmen Sie doch bitte«, sagte ich und nickte zur Pasta hin. »Ich wollte mich nicht vordrängen.«

»Außerdem ist ja für alle genug da, nicht wahr?«

Sie klimperte mit ihren Wimpern und drehte den Oberkörper ein wenig zu mir hin. Ich war mir nicht ganz sicher, ob sie gerade vom Essen gesprochen hatte. Ich schluckte, sog durch die Nase etwas von der Luft ein, die uns einhüllte und die nach schwerem Parfum und mildem Shampoo duftete. Dann zwinkerte sie mir zu, fischte ein paar Scampi aus der Pasta, nahm noch Bratpaprika und war auch schon wieder weg. Ich sah ihr nach, wandte mich aber schnell wieder ab, als sie sich nach ein paar Schritten kurz zu mir umdrehte.

»Jetzt ist er da.«

Wieder war Thomas Gruber unbemerkt neben mich getreten. Er deutete auf die geschwungene Treppe, die vom ersten Stock in die Empfangshalle herunter führte. Flankiert von einer unglaublich dürren Frau um die sechzig, schritt Lukas Berg die Stufen herunter, als betrete er den Set einer seiner früheren Shows. Seine Haare waren schlohweiß, aber noch immer voll. Seine Föhnfrisur wallte bis über den Kragen seines vorn weit offen stehenden Seidenhemds, er trug eine dicke Goldkette um den feist gewordenen Hals, und seine Nase sah aus, als habe er den Erfolg seiner Fernsehauftritte zu oft mit Wein und Cognac begossen.

»Sehen Sie, wie er strahlt?«

Ich nickte.

»Er leidet sehr daran, dass es seiner Frau Helene an den meisten Tagen ziemlich schlecht geht. Dass sie sogar zum Feiern herunterkommt, so wie heute, habe ich bisher nicht oft erlebt.«

»Hat sie auch einen Spitznamen wie ihr Mann?«

Gruber sah mich tadelnd an.

»Sie hätten den Wikipedia-Artikel zu Ende lesen sollen. Seine Frau ist der eigentliche Grund dafür, dass er gern Lulu genannt werden möchte. Alban Berg starb, bevor er *Lulu* zu Ende komponieren konnte, und seine Witwe Helene hatte nach seinem Tod namhafte Kollegen ihres Mannes gebeten, die Oper zu vollenden. Keiner von ihnen sagte zu, und in ihrem Testament verfügte sie schließlich, dass *Lulu* für immer unvollendet bleiben sollte.«

»Sie wissen allerhand über diese Oper.«

»Nun ja«, erwiderte Gruber, »ich war schon ein paarmal hier eingeladen.«

Lukas Berg und seine Frau schüttelten Hände, machten Small Talk und lachten und arbeiteten sich langsam durch die Menge in der Empfangshalle ihrer Villa. Sie erreichten einen recht jungenhaft wirkenden Schauspieler, den ich unlängst in einer Komödie im Fernsehen gesehen hatte. Die Bergs blieben vor ihm stehen, ich konnte den Jungstar im Profil sehen und Lukas Berg von vorn. Was sie miteinander redeten, hörte ich nicht, aber der Schauspieler dienerte immer wieder vor dem Hausherrn und seiner Frau. Doch dann verdüsterte sich das sonst auf Dauerstrahlen gestellte Gesicht Bergs, seine Frau hakte sich unter, und sie ließen den Gast ohne ein weiteres Wort stehen.

»Er darf sicher nicht Lulu zu ihm sagen«, flüsterte mir Thomas Gruber zu, und kurz darauf hatte das Ehepaar Berg uns auch schon erreicht. Ich spürte einen Kloß im Hals, obwohl der Hausherr wieder das liebenswürdigste Lächeln der Welt aufgesetzt hatte.

»Wen haben wir denn da?«, flötete Lukas Berg und sah meinen Agenten fragend an.

»Mein neuer Klient«, antwortete Gruber artig und nannte meinen Namen. »Henk und sein Kollege haben seinen Ratgeber gelesen und denken darüber nach, ob sich daraus eine Fernsehshow machen ließe.«

Berg blinzelte, offenbar versuchte er, mich zuzuordnen. Dann wurde sein Lächeln noch eine Spur strahlender.

»Langeweile als Schlüssel zu einem gesunden Leben, nicht wahr?« Er lachte und legte mir eine Hand auf den Unterarm. »Nehmen Sie es mir altem Mann nicht übel, dass ich den Titel Ihres Ratgebers vergessen habe.«

»*Powerboring*«, assistierte ich.

»Ja, genau, das war's!«, rief er aus und wandte sich lachend an seine Frau. »Ist das nicht köstlich, Helene?«

Sie schmunzelte gnädig, schwieg aber.

»Aber was soll ich Ihnen von meiner Vergesslichkeit und meinen Schrullen erzählen«, fuhr er fort, wieder an mich gewandt. »Thomas hat Sie sicher instruiert, nicht wahr? Oder Sie haben schon das eine oder andere von meinen Gästen aufgeschnappt? Was soll ich sagen? Alles stimmt, wenn es nur verrückt genug klingt!«

Er lachte wieder, und die Blicke der Umstehenden verrieten mir, dass er wohl nicht mit jedem seiner Gäste so angeregt plauderte und sich so hörbar amüsierte. Auch Roger Waludy und seine Begleiterin hatten es eingerichtet, dass sie nun ganz in der Nähe standen und alles mithören konnten. Ich beobachtete sie aus den Augenwinkeln. Waludy sah ein bisschen neidisch aus. Vielleicht hatte er Berg für sein Heinz-Erhardt-Projekt gewinnen wollen und war abgeblitzt. Die junge Frau an seiner Seite schien sich dagegen für mich zu freuen, wie freundlich Berg mir begegnete. Ich musste mich sehr konzentrieren, nicht zu ihr statt zu meinem Gastgeber zu schauen. Trotzdem hatte ich für einen kurzen Moment nicht genau genug zugehört, und so bekam ich nur noch die letzten Worte von Lukas Bergs Satz mit.

»… Sie von dieser Oper?«

Scheiße, dachte ich, gleich ist der Abend für mich gelaufen. Ich sah mich schon mit dem Jungschauspieler auf dem Gehweg gegenüber der Villa ein letztes Bier trinken, nachdem uns der Mann in Livree hinauskomplimentiert haben würde. Ich spürte Grubers Blicke, und hätte Berg nicht direkt vor uns gestanden, hätte ich sicher auch seinen Ellbogen in der Seite gespürt.

Hatte er mich gefragt, was ich von *Lulu* weiß?

Oder was ich von *Lulu* halte?

Die Chancen standen fünfzig-fünfzig, vermutlich noch schlechter, und wenn er etwas ganz anderes von mir hören wollte, war ich ohnehin geliefert. Sollte ich einfach etwas zum Besten geben, was ich von Alban Bergs Oper wusste? Oder sollte ich mich outen, von diesem Werk noch keine Note gehört zu haben?

Lukas Berg sah mich erwartungsvoll an, seine Frau eher belustigt. Gruber räusperte sich, und die Umstehenden warteten gebannt darauf, was gleich passieren würde. Der Jungschauspieler hatte sich einen Sekt geben lassen, und als er kurz zu uns herschaute, schien er darüber nachzudenken, auch für mich gleich noch ein Glas zu nehmen.

Ich dachte fieberhaft nach, ging in Gedanken den Wikipedia-Artikel noch einmal durch. Da hatte etwas von Zwölftonmusik gestanden, und meine Erinnerungen aus der Schulzeit verbanden das mit fürchterlichen Passagen aus einem Werk von Arnold Schönberg. Mir fiel nichts Geistreiches ein, und keine der Wikipedia-Infos schien für die Situation zu passen. Kurz: Mein Rauswurf stand ohne jeden Zweifel unmittelbar bevor. Warum sollte ich das also unnötig hinauszögern?

»Ich will Ihnen nicht zu nahe treten«, sagte ich, und neben mir versteifte sich Thomas Gruber, »aber ich konnte schon in der Schule nicht so viel mit Zwölftonmusik anfangen.«

Berg blinzelte, er wirkte überrascht. Gruber schluckte, und Waludy legte sein Gesicht in ein schadenfrohes Grinsen. Gerade wollte ich nachsehen, wie die junge Begleiterin des Regisseurs meine Aussage aufnahm, da fiel mir ein Zucken um Helene Bergs Mundwinkel auf. Ihr Mann stand noch da wie versteinert, da knuffte sie ihn sanft in die Seite und lachte.

»Sag ich dir doch auch immer, Schatz«, brachte sie hervor und gluckste vergnügt. »Diese Oper ist musikalisch eine Katastrophe, das kann sich außer schwerhörigen Musikwissenschaftlern doch niemand anhören.«

Er sah sie verblüfft an, sie tätschelte ihm den Arm.

»Ganz ehrlich, Schatz«, fuhr sie fort und zwinkerte mir verschwörerisch zu, »ich anstelle der anderen Helene Berg hätte auf gar keinen Fall gewollt, dass jemand diesen Kram fertig schreibt.«

Sie strahlte ihren Mann an, und der begann, erst leise und dann immer lauter zu lachen. Seine Föhnfrisur wippte auf und ab, und die Anspannung der Umstehenden löste sich ebenfalls in Gelächter. Waludy warf mir finstere Blicke zu, die junge Frau an seiner Seite wirkte amüsiert, nickte mir zu und hob ganz kurz einen Daumen.

Die Bergs lachten noch ein bisschen, dann wurde er ein wenig ernster und beugte sich zu mir.

»Ich würde mich freuen, wenn Sie mich trotzdem *Lulu* nennen würden. Und ich hoffe natürlich, dass Sie mich nicht so unausstehlich finden wie die gleichnamige Oper.«

Damit rauschte er mit seiner Frau davon und verschwand im Gewimmel auf der Terrasse. Thomas Gruber sah mich an und schüttelte den Kopf.

»Gut gemacht, Daniel«, sagte er mit etwas zittriger Stimme. »Aber ich brauch jetzt einen Schnaps.«

Ich nahm auch einen, und danach ließ mich mein Agent von der Leine. Er wollte sich nach den Talkshow-Dauergästen umschauen, und ich sollte immer mal wieder in die Nähe des Büfetts kommen, damit er mich dort treffen und zum nächsten Gesprächspartner bringen konnte. Und damit war er auch schon zwischen den anderen Gästen verschwunden.

Der Schnaps war so mild, dass er vermutlich sehr alt und entsprechend teuer war. Ich lehnte mich an eine der Säulen, die den Balkon über der Terrasse stützten, und ließ meinen Blick über die Menge schweifen. Zwischen vielen Gästen, die ich nicht kannte, entdeckte ich mehrere Promis. Ein ehemaliger Nachrichtensprecher war leicht auszumachen, weil er mit seiner enormen Körpergröße fast aus jeder Gruppe einen halben Kopf weit herausragte. Eine Blondine im etwas knapp sitzenden Kleid kannte ich aus verschiedenen Shows und Ratesendungen, sie erzählte in einem fort anzügliche Witze und lachte selbst immer lauthals mit.

Der junge Schauspieler, der vorhin bei Berg abgeblitzt war, versuchte, sich an ein paar Gesprächsrunden zu beteiligen, aber die meisten hatten wohl mitbekommen, dass sein Zusammentreffen mit dem Hausherrn nicht gut gelaufen war. Das schienen sie für ansteckend zu halten, jedenfalls wurde der Arme nirgendwo lange ins Geplauder mit einbezogen, und schließlich schnappte er sich noch eine Flasche vom Servierwagen mit den Spirituosen. Ich glaubte, den Whisky zu erkennen, der mich den Job in *Tonne's Tresen* gekostet hatte. Lächelnd nickte ich ihm zu, er kam zu mir.

»Wollen Sie auch einen?«, fragte er mich.

»Nein danke, aber wenn Sie sich an Berg schadlos halten wollen, dann haben Sie sich die richtige Flasche genommen.«

Er musterte das Etikett und sah mich dann fragend an.

»Zwölfhundert Euro«, sagte ich nur.

»Gut, das hat er sich verdient«, knurrte er. »Scheiß-oper ...«

Ich sah ihm nach, dann stieg mir ein vertrauter Duft in die Nase.

»Das hätte sich nicht jeder getraut.«

Sabrina stand schräg hinter mir und sah mich an. Diesmal erschrak ich nur ein bisschen, und dass sie unbemerkt zu mir getreten war, fand ich angenehm.

»Es hat vermutlich niemand mitbekommen, dass er sich die Flasche genommen hat«, sagte ich.

»Das habe ich nicht gemeint«, erklärte sie und rückte etwas näher. »Nicht jeder hätte den Mumm aufgebracht, Lulu zu sagen, was er wirklich von dieser fürchterlichen Oper hält.«

Im Moment fehlte mir der Mumm, einen Schritt zurückzuweichen. Und die Lust. Sabrina sah aus der Nähe etwas älter aus als auf den ersten Blick am Büfett. Sie mochte Mitte vierzig sein, und um die Augen hatten sich schon ein paar Falten eingegraben. Sie hatte sich nur dezent geschminkt und war auf eine natürliche Art sehr attraktiv. Ihre frauliche Figur tat ein Übriges, und all das schien ihr vollauf bewusst zu sein.

»Ja, ich ...«, stammelte ich und erntete ein Lächeln, das mich vollends umhaute.

Sie legte mir einen Zeigefinger auf die Lippen, hakte mich unter und führte mich durch eine Nebentür zurück ins Haus. Unterwegs schnappte sie sich zwei Sektkelche vom Tablett einer Bedienung, an der wir vorbeikamen, gab mir einen und führte mich von den anderen Gästen weg. Wir kamen am Flur vorüber, der zu den Toiletten führte, und danach bugsierte sie mich in einen Durchgang zum hinteren Bereich der Villa, in dem sich keine Partygäste befanden und der auch nicht von der Terrasse oder der Empfangshalle einsehbar war. Ihr Glas leerte sie auf einen Zug, auch ich trank etwas, dann leckte sie sich über die Lippen, und während mich dieser Anblick trocken schlucken ließ, nahm sie mir das Glas aus der Hand, ging in die Knie und stellte beide Kelche neben uns auf den Boden.

Aus ihren dunklen Augen sah sie nun zu mir herauf und lächelte. Ich räusperte mich und wusste nicht, wohin mit meinen Händen. Einen Moment lang schloss ich die Augen, doch das Bild der schönen Frau, die vor mir hockte und nun ganz sicher nicht den Boden wischen wollte, sah ich dennoch glasklar. Seltsam war nur, dass mir diese alte Männerfantasie … Ich gab es ungern zu, aber es war nicht zu leugnen: dass sie mir vor allem … Angst machte.

Ich spürte Fingerspitzen an meiner Jeans und schob im Reflex ihre Hand weg.

»Ich, äh …«

Sie lächelte noch immer, wartete noch einen Moment und erhob sich dann.

»Du bist ja süß«, gurrte sie.

Sie drückte sich ein wenig gegen mich, wodurch ich

ihre Hände nicht mehr wegschieben konnte. Sie fühlte sich durch unsere Kleider warm und weich an, und ihre Zunge hatte ich schneller im Mund, als ich »Moment, bitte!« hätte sagen können. Das war einerseits sehr schön. Andererseits ging mir währenddessen alles Mögliche durch den Kopf, und es entspann sich eine lebhafte Diskussion mit mir selbst.

Würde uns nicht jeden Augenblick jemand entdecken? Das konnte mir egal sein. Ich war solo, und geknutscht wurde sicher auch anderswo in Bergs Villa.

Widerstrebte es nicht meinem Männerstolz, hier umstandslos von einer Fremden vernascht zu werden? Ich horchte in mich hinein. Es herrschte Aufruhr in mir, aber von Männerstolz war im Moment nichts zu spüren.

Würde sie sich mit Küssen und Fummeln begnügen, oder wollte sie mit mir schlafen? Mir wäre alles recht gewesen, allerdings traute ich mir körperlich nicht zu, das Letztere stehend hier im Flur zu bewältigen.

Dann fand ihre rechte Hand eine besonders empfindliche Stelle, und alle Gedanken lösten sich in Luft auf. Einen Moment lang war ich nur noch Gefühl und Erregung, mir wurde heiß und kalt und wieder heiß, dann spürte ich, wie sich ein vorzeitiges Ende unserer kleinen Einlage ankündigte. Ich schaffte es nun doch, ihre Hand wegzuschieben und sie gleich mit. Das war knapp gewesen, und es war noch nicht vorbei.

Ihre Augen blitzten unternehmungslustig, und sie wirkte ebenfalls erhitzt. Sie nickte zu der Tür, die nicht weit von uns den Durchgang beendete.

»Da können wir nicht hinein«, hauchte sie. »Lulu mag

es nicht, wenn Gäste sein Arbeitszimmer betreten, und dort …«

Sie lächelte wieder, diesmal eine Spur lasziver.

»Zu mir können wir auch nicht. Mein Mann hat Kumpels eingeladen, sie haben sich das Bayern-Spiel angeschaut und wollten sich danach etwas kochen. Gehen wir zu dir?«

Kumpel, Fußball – siedend heiß fiel mir wieder ein, was ich heute noch vorgehabt hatte. Ich zückte mein Handy, um nach der Uhrzeit zu sehen. Das Spiel war schon lange vorbei, und von Frans war eine Textnachricht eingegangen.

»Hast über deine Schickeria-Party wohl deine Jungs vergessen. Wir gehen allein feiern. Sehen uns irgendwann heut Nacht in deiner Wohnung.«

»Und?«, hakte Sabrina nach und küsste mich noch einmal.

»Auch schlecht. Ich hab Freunde zu Besuch. Aber … sollen wir in ein Hotel gehen?«

»Ich mag Hotels nicht«, brummte sie und las nebenbei die Textnachricht. »Da steht, dass deine Jungs noch feiern gegangen sind. Die sind sicher noch nicht in deiner Wohnung, also könnten wir doch … Ist es denn weit bis zu dir?«

»Nein, ich …«

In Kinofilmen lief so etwas immer viel unkomplizierter ab. Natürlich wollte ich mit dieser Frau eine Nacht verbringen und sie ja offenbar auch mit mir. Aber wie sollte ich jetzt eine gute Entscheidung treffen, wenn mein Hirn im Moment weniger gut durchblutet war als andere Körperregionen?

Als ich ihr wieder in die Augen sah, war dort noch das vertraute Funkeln, aber auch schon eine erste Irritation zu erkennen.

»Komm, wir gehen«, säuselte sie, biss mich sanft ins Ohrläppchen und hakte mich unter. »Wir nehmen meinen Wagen. Ich kann fahren, und du zeigst mir, wo's langgeht.«

Trotz des vibrierenden Untertons in ihrer Stimme entging mir das Wortspiel völlig. Ich folgte ihr einige Schritte und fragte mich dabei, ob die Jungs womöglich doch schon in der Wohnung waren. Oder ob sie in einem äußerst ungünstigen Moment ankommen würden – einen Zweitschlüssel hatte ich ihnen ja für alle Fälle mitgegeben.

Sabrina blieb stehen und sah mich fragend an. Ihre Hand bewegte sich weiter, aber in ihren Augen zeichnete sich nun Ernüchterung ab. Hoby schnarchend in meinem Bett, Hoby feixend in die Schlafzimmertür tretend – diese beiden Bilder vor meinem geistigen Auge hatten ganze Arbeit geleistet.

»Schade«, hauchte sie noch, stupste meine Nase mit dem Zeigefinger an und ging ohne ein weiteres Wort davon.

Ich blieb mit zittrigen Knien stehen, wankte zur Toilette und spritzte mir kaltes Wasser ins Gesicht.

Als ich vor dem Büfett ankam, stand dort Thomas Gruber und schaute sich nach allen Richtungen um.

»Na endlich!«, rief er mir zu, als er mich entdeckte. »Wo waren Sie denn? Ich hab vorhin schon mal versucht, Sie hier zu treffen.«

»Ich …«, setzte ich an und deutete vage hinter mich ins Haus. Er winkte ab.

»Ist ja auch egal. Zwei der Leute, die ich Ihnen vorstellen wollte, sind inzwischen leider schon gegangen, aber die beiden anderen sind noch da.«

Er brachte mich zu einer munter schwatzenden Gruppe, die am Rand des Pools beisammenstand. Gruber gesellte sich dazu und kam kurz darauf mit einem Mann um die fünfzig und einer etwa fünfzehn Jahre jüngeren Frau zu mir. Ihn kannte ich aus mehreren *Tatort*-Krimis, er begegnete mir sehr freundlich, und sofort entspann sich eine Unterhaltung zwischen uns. Die Frau war reservierter. Ich kannte sie nicht, Gruber stellte sie mir als Psychologin vor, die eine Zeit lang an der hiesigen Universität unterrichtet hatte und inzwischen in Talkshows sehr gefragt war als Expertin für alles Zwischenmenschliche. Mit ihr kam das Gespräch erst allmählich in Gang, aber als das Eis gebrochen war, verstanden wir uns ganz gut. Nach einer Weile konnte Gruber einfach schweigend dabeistehen und uns dreien zuhören, wie wir von einem Small-Talk-Thema zum nächsten wechselten.

Schließlich schien Gruber zufrieden. Er entschuldigte uns und führte mich langsam zurück zum Büfett. Dort stand Roger Waludy und lud sich tüchtig Leckereien auf den Teller. Seine junge Begleiterin stand neben ihm, hielt eine Salzbrezel in der Hand und nippte an ihrem Glas. Gruber zupfte an meinem Ärmel und verlangsamte seine Schritte.

»Ich weiß inzwischen auch, wer die junge Frau an Waludys Seite ist«, sagte er und zwinkerte mir zu. »Sie heißt Anna Hoog, und einige hier auf der Party trauen ihr eine steile Karriere als Schauspielerin zu. Schulaufführungen, kleinere Musicals, Stadttheater, Schauspielschule, erste

Rollen in Vorabendserien. Tatsächlich soll sie in Waludys nächstem Film die weibliche Hauptrolle spielen, aber er scheint nichts mit ihr zu haben. Allerdings zeigt er sie seit zwei Wochen überall herum. Er scheint zu glauben, dass er eher Investoren findet, wenn sie ihren Charme spielen lässt. Sie geben ihm sicher recht, oder?«

Er zwinkerte mir zu.

»Sie ist auch schon für erste Talkshows angefragt, weil sie um den Erscheinungstag herum von *Powerboring* eine Filmpremiere hat. Sie dürften sich also im einen oder anderen Fernsehstudio über den Weg laufen – wie gesagt: Dann kann es nicht schaden, wenn man sich schon mal kennt.«

Gruber beugte sich zu mir und senkte seine Stimme.

»Dafür verschwende ich extra Zeit mit diesem dämlichen Regisseur. Das sollten Sie mir hoch anrechnen, Daniel.«

Und dann hatten wir die beiden schon erreicht. Anna Hoog hatte uns kommen sehen. Waludy bemerkte uns erst, als Gruber ihm eine Hand auf die Schulter legte.

»Hallo, Roger«, flötete mein Agent und nahm den Regisseur sofort in Beschlag mit Fragen zu seinem neuen Projekt, noch bevor der begriffen hatte, wer ihn da zutextete. Gruber führte sein Opfer ein paar Schritte vom Büfett weg, und ich blieb neben Anna stehen wie bestellt und nicht abgeholt.

»Anna«, sagte sie und nickte mir zu.

»Daniel«, erwiderte ich. »Mein Agent hat mir erzählt, dass Sie bald eine Filmpremiere haben.«

»Sollen wir uns nicht duzen? Hier sind doch angeblich alle miteinander ganz dicke. Wir müssen ja nicht gleich Küsschen links und rechts austauschen.«

Ich setzte eine übertrieben enttäuschte Miene auf, und sie lachte.

»Du hast einen Agenten, bist du ein Schauspielkollege?«

»Nein, dafür fehlt mir das Talent. Ich habe einen Ratgeber geschrieben, und er vertritt mich gegenüber dem Verlag und versucht, rund um das Buch Geschäfte einzufädeln.«

Sie schaute zu Gruber hin, der eifrig auf Waludy einredete.

»Auch mit Roger? Ich fürchte, das ist verschenkte Zeit. Der hat gerade nur sein eigenes Projekt im Sinn. Deshalb sind wir auch hier, Geld einsammeln.«

»Klappt es?«

»Eher nicht. Und was hat dich und deinen Agenten hergeführt?«

»Wir wurden von Berg eingeladen.«

»Lulu«, sagte sie und lachte wieder.

»Das war ganz schön knapp vorhin.«

»Ist aber gut gegangen. Und jetzt holst du dir was zu essen? Noch einmal Shrimps für deine Freundin?«

Anna hatte mich also vorher mit Sabrina zusammen vor der Pasta stehen sehen. Schön, dass sie mich beachtete. Ich hoffte nur, dass sie nicht zu viel von uns beiden mitbekommen hatte.

»Sie ist nicht meine Freundin.«

Anna grinste verschmitzt.

»Aber sie wirkte durchaus interessiert«, fügte sie hinzu.

Sabrina stand am anderen Ende der Terrasse eng umschlungen mit einem Mann in den Vierzigern, um beide herum eine dichte Traube lachender Gäste.

»Das hat sich wohl nicht unbedingt auf mich als Person bezogen«, sagte ich und nickte zu Sabrina und ihrem neuen Begleiter hin.

Anna sah hin und schaute dann wieder mich an.

»Schlimm?«, fragte sie.

»Nein, kein bisschen.«

Das war in dem Moment, als sie mich anlächelte, auch schon fast keine Lüge mehr.

KAPITEL 8

WER NICHT A SAGT, KANN AUCH B LASSEN

Die Schulungen im Umgang mit Presse, Funk und Fernsehen fanden eine Woche später in einem der Besprechungsräume von Thomas Grubers Agentur statt. Zwei smarte junge Männer hatten sich mir gegenübergesetzt und mir zunächst ihre Referenzen genannt. Es kamen die Namen einiger Fußballstars in der Liste vor, und ich hoffte, dass ich mehr lernen würde, als mit heißer Luft heiklen Fragen auszuweichen. Und tatsächlich hatten die beiden mit mir anderes vor als mit ihren kickenden Klienten. Erst befragten sie mich zu meinem Buch, dann zu meinen Lebensumständen, und dabei wurden sie immer persönlicher, schließlich sogar ausgesprochen indiskret.

»Muss das eigentlich sein?«, wehrte ich mich, als die Sprache auf meine Trennung von Shari kam.

»Nein«, sagte der Größere der beiden. »Und ich an Ihrer Stelle hätte schon viel früher die Reißleine gezogen.«

Danach erklärte er mir, wie ich am besten auf Fragen reagierte, die mir zu intim erschienen, und empfahl mir, irgendein Detail der Frage zu nutzen, um mit einer Passage aus meinem Buch oder einem (notfalls auch erfundenen) Gespräch mit einer Leserin oder einem Leser abzulenken und dem Interview auf diese Weise die gewünschte Wendung zu geben.

»Sie dürfen nie vergessen: Sobald Sie Journalisten gegenüber einmal etwas Privates gesagt haben, ist es in der Welt. Reden Sie über Ihre Eltern, über Ihre Jugend, über eine Freundin – was auch immer Sie preisgeben: Von diesem Moment an kann jeder Sender, jede Zeitung darauf zu sprechen kommen. Und das kann vor allem auf dem Boulevard manchmal sehr unangenehm werden. Nicht jede Reporterin, nicht jeder Fotograf ist Ihr Freund. Manche würden für eine knallige Schlagzeile ihre Großmutter verkaufen.«

Das erste Wochenende war anstrengend, aber unterhaltsam, und Grubers Mitarbeiter, der mich nach dem zweiten Teil der Schulung interviewen sollte, um Zeitungen, Radio- und Fernsehsendern Zitate an die Hand zu geben, setzte sich ein paarmal für eine halbe Stunde dazu. Nachdem beide angesetzten Wochenenden absolviert und meine beiden Trainer mit dem Ergebnis zufrieden waren, folgten zwei Tage später die Interviews mit Grubers Mitarbeiter. Die Aufnahmen fürs Fernsehen waren recht aufwendig, den Rest hatten wir relativ zügig im Kasten.

Danach blieben mir einige freie Tage, und ich freute mich darauf, endlich mal wieder in meinem WG-Zimmer zu schlafen, den Vormittag zu vertrödeln und die Jungs im *Bogey* zu treffen. Das Erste, das nicht wie gewohnt klappte, war das lange Ausschlafen. Gegen halb acht wurde ich wach, und anders als früher machte es mir keinen Spaß, im Bett liegen zu bleiben. Es zog mich nach draußen. Immerhin war schönes Wetter, ich schlenderte durch die Straßen und den kleinen Park in der Nähe der Uni, wo ich mich auf eine Bank setzte und das Treiben um mich herum beobachtete. Ich sah vor allem Studenten, die in kleinen Gruppen zu ihren Vorlesungen gingen, und Mütter, die ihren Kindern Bälle zuwarfen oder sie mit Obst versorgten. Ab und zu trottete ein Hund zu mir, sah mich vorwurfsvoll an und trollte sich dann zur nächsten freien Bank, um dort das Bein zu heben, bis er sich auf einen scharfen Pfiff hin wieder in Bewegung setzte.

Es war sonnig und mild. Ich schloss die Augen und ließ die entspannte Stimmung auf mich wirken. Die Sonnenstrahlen wärmten mein Gesicht, das Licht konnte ich durch die geschlossenen Lider spüren. Dann schien es dunkler zu werden. War eine Wolke aufgezogen? Ich wunderte mich. Hatte ich vorhin nicht makellosen blauen Himmel über mir gesehen? Ich blinzelte und schlug die Augen auf.

Vor mir stand Dragan, die Arme vor der Brust verschränkt, und schaute grinsend auf mich herab. Eine Mutter, der die Erscheinung des gefährlich aussehenden Muskelprotzes offenbar nicht geheuer war, zog ihr Kind hinter sich her und suchte für sie beide einen Platz am anderen Ende der Wiese.

»Na, Kollege?«, neckte Dragan mich.

»Kollege? Lieber nicht mehr, oder?«, erwiderte ich gutmütig und deutete auf den freien Platz neben mir.

Dragan setzte sich und musterte mich.

»Du siehst müde aus, aber sonst scheint es dir gut zu gehen.«

»Gut beobachtet. Ich hatte in letzter Zeit tatsächlich viel um die Ohren. In ein paar Tagen geht es weiter. Und heute hätte ich ausschlafen können, da wurde ich um halb acht wach.«

»Was für ein Schicksal«, spottete Dragan.

»Und was machst du hier? Zu Fuß – das hat hoffentlich nichts Schlechtes zu bedeuten?«

»Nein, alles gut. Mein Taxi steht um die Ecke. Ich hab dich in den Park gehen sehen, da war mir plötzlich nach einer Pause.«

Die Mutter am anderen Ende der Wiese schaute nur noch ab und zu herüber, aber ihr Kind stand da und glotzte uns an. Dragan bemerkte es, erwiderte den Blick des Kleinen und winkte ihm zu. Da wandte sich das Kind schnell ab, warf sich in die Arme seiner Mutter und vergrub sein Gesicht in ihrer Bluse.

»Mein Bruder ist übrigens schon wieder in Schwierigkeiten. Wieder ein Bruch, und diesmal haben sie ihn auf frischer Tat erwischt.«

»Das tut mir leid.«

»Ist vielleicht besser so. Der Trottel macht nur Blödsinn, vielleicht lernt er im Knast seine Lektion. Es ist mühsam, für einen Erwachsenen den Babysitter zu spielen.«

Dabei sah er fast wehmütig zu der Frau und ihrem Kind hinüber.

»Hast du keine Familie?«, fragte ich.

»Nee, hat sich bisher nicht ergeben. Und du?«

»Eltern, Kumpel und fast eine neue Freundin.«

»Fast?«

Ich erzählte ihm von Anna, und als er anerkennend nickte, spendierte ich ihm die Episode mit Sabrina noch als Zugabe.

»Da musst du schon zugreifen«, sagte er lachend und schüttelte den Kopf. »Kannst mich ja mal zu einer dieser Partys mitnehmen. Ich kann dich auch fahren.«

Ich stellte mir Dragan inmitten der Promis, Möchtegerns und Wichtigtuer vor und musste schmunzeln.

»Apropos fahren«, sagte er schließlich. »Soll ich dich mitnehmen? Meine nächste Tour führt zu einer Seniorin, die nicht weit von deiner Stammkneipe entfernt wohnt.«

Ich sah auf die Uhr.

»Nein, zu früh. Von meinen Jungs ist um diese Zeit noch niemand dort.«

Außerdem hatte ich Bedenken, wie mich Frans, Hoby und die anderen begrüßen würden, nachdem ich während ihres Besuchs für sie keine Zeit gehabt hatte. Also blieb ich im Park, unterhielt mich noch ein wenig mit Dragan und schaute ihm dann nach, als er sich auf den Weg zu seiner nächsten Fahrt machte.

Als ich wieder in München war, ging es ins Talkshow-Camp, und die Bezeichnung war leider wirklich passend. Der Dienstleister, den mein Agent für dieses Training ausgesucht hatte, logierte in einem schmucklosen Gewerbegebäude unweit der Bavaria-Filmstudios. Ich hatte Mats nicht direkt danach gefragt, aber es war wohl dieselbe Firma, in der auch er für seine Talkshow-Premiere trainiert hatte.

Obwohl das Gebäude nur vier, fünf Kilometer Luftlinie von Lulu Bergs Villa entfernt war, zeigte Grünwald in dieser Ecke des Ortsteils Geiselgasteig ein ganz anderes Gesicht. Zweckbauten dominierten, und ein besonders unansehnlicher war mein Ziel. Es gab dort im Erdgeschoss mehrere Fernsehstudios, deren Kulissen täuschend echt denen der gängigen Talkshows nachgebaut waren. Im ersten Stock waren Maske, Kantine und ein paar Räume untergebracht, in denen wir uns zwischendurch etwas ausruhen konnten. Und im zweiten Obergeschoss gab es Einzelzimmer für alle Teilnehmer, die nicht jeden Morgen anreisen wollten. Nun hatte ich zwar eine Wohnung in München, aber Thomas Gruber riet mir trotzdem, für die Dauer des Talkshow-Trainings auch im Gebäude zu wohnen. Der Grund dafür leuchtete mir zwar nicht ein, aber bisher war ich gut damit gefahren, Grubers Ratschläge zu befolgen.

Also bezog ich das gebuchte Einzelzimmer, in dem es außer Bett, Nachttisch, Tisch, Stuhl, Schrank und Fernseher nichts gab. Es fehlte nur noch ein Gitter vor meinem Fenster zum Hinterhof raus, um mich wie in Stadelheim und nicht wie in Geiselgasteig zu fühlen. Ein eigenes Bad hatte ich nicht, und als ich bei der Schlüsselübergabe fragte, ob das ein Versehen sei, murmelte der Mann am Empfang irgendetwas von »Gehört zum Konzept«.

Am ersten Tag traf ich den Leiter des Camps sowie eine junge Assistentin namens Lisa, die sich bis zu den abschließenden Testaufnahmen um mich kümmern würde und die mir ihre Handynummer gab. Sie habe noch zwei weitere Teilnehmer in ihrer Gruppe, aber ich solle sie ruhig anrufen, wann immer ich Hilfe bräuchte. Ohnehin sei sie aber den ganzen Tag im Haus, und wir würden uns häufig treffen.

Der Leiter erklärte mir, wie das Training ablaufen sollte: Immer wieder würde ich an Talkshows teilnehmen, denen nachempfunden, deren Kulissen im jeweiligen Studio nachgebaut seien. Vor jeder Show gebe es ein Briefing, in dem mir meine Rolle für die kommende Dreiviertelstunde geschildert werde. Es gehe dabei zwar nicht um mein Buch, nicht einmal um dessen Thema, aber man werde berücksichtigen, dass ich Autor eines Ratgebers war, und mich entsprechend einsetzen. Die anderen in der Diskussionsrunde seien teils Teilnehmer wie ich, teils Schauspieler, die als Talkgäste engagiert würden – das erklärte den Vorteil der Nähe zum Bavaria-Filmgelände, denn auch dort jobbten Schauspieler als Guide, die es bisher noch nicht zu größeren Rollen gebracht hatten und sich allein mit Auftritten in Scripted-Reality-Formaten finanziell nicht über Wasser halten konnten. Wer allerdings Schauspieler und wer Kursteilnehmer war, wurde nicht verraten.

Und dann ging es zu Sandra Maischberger. Die Fake-Sandra war eine etwas launisch wirkende Mittfünfzigerin, die weder äußerlich noch in ihrem Auftreten eine Ähnlichkeit mit dem Original hatte. Als Thema hatte sich die Redaktion die finanziellen Nöte der Bürger angesichts steigender Preise ausgesucht. Ich sollte als Buchautor auftreten, der mit Spartipps einen Bestseller herausgebracht hatte und einen erfolgreichen Podcast betrieb. Die Runde verlief ziemlich zäh. Ein schnöseliger Internet-Millionär, eine schwache Kopie des baden-württembergischen Finanzministers, ein auf Bentley, Lamborghini und Bugatti spezialisierter Autohändler, eine ziemlich herrisch auftretende Krankenschwester, ein Redakteur von *Stiftung Warentest*, ein Finanzberater und ich waren in der Runde versammelt, aber es kam keine richtige Diskussion in Gang. Das lag teils an der schlechten Moderatorin, teils auch daran, dass immer wieder jemand aus dem Camp-Team die »Sendung« unterbrach und einigen in der Runde Tipps gab, was sie an ihrer Argumentation, an ihrem Auftreten und ihrer Körperhaltung verbessern sollten. Aber auch das Briefing hatte nicht für alle Anwesenden die gewünschten Ergebnisse gezeitigt: Der Autohändler faselte ständig von der BMW-Konzernzentrale, mit der er sich herumärgern musste, obwohl die von ihm vertretenen Marken zu VW gehörten. Der Finanzminister hatte die gültigen Mehrwertsteuersätze nicht im Kopf, und der Millionär hatte offenbar vergessen, mit welchen Online-Diensten er sein Vermögen gemacht hatte.

Ich versuchte herauszufinden, wer von den anderen im Studio wohl auch an der Schulung teilnahm und wer nur gegen Gage hier saß, aber alle waren gleich schlecht – vielleicht mit Ausnahme des Finanzberaters, der tatsächlich den Unterschied zwischen offenen und geschlossenen Fonds zu kennen schien.

Als die Runde beendet wurde, sah ich meine Betreuerin Lisa am Ausgang stehen.

»Waren Sie zufrieden mit Ihrem Auftritt?«, fragte sie mich.

»Nein, aber ich fürchte, da war ich in guter Gesellschaft.«

Lisa nickte, seufzte und begleitete mich lächelnd in einen

Besprechungsraum. Dort ging sie mit mir die Aufzeichnung der Talkshow durch, hielt alle paar Sekunden das Video an und zeigte mir Details, die ich ändern sollte. Wir besprachen auch die Phasen, in denen ich nicht zu Wort kam. An der einen Stelle machte ich ein zu unbeteiligtes Gesicht, während die Krankenschwester zornbebend ihre finanzielle Lage schilderte. Zu Einlassungen des Finanzministers schaute ich angelegentlich auf meine Schnürsenkel, und als sich der Internet-Millionär verhaspelte, war deutlich zu sehen, wie ich ungläubig den Kopf schüttelte.

»Achten Sie immer auf Ihren Gesichtsausdruck. Wirken Sie empathisch oder – wenn es Ihrer Rolle entspricht – aufgebracht oder bestätigt. Je sympathischer Sie wirken, desto eher wirken Ihre Argumente. Und benehmen Sie sich, als wären Sie die ganze Zeit hindurch im Bild. In einigen Formaten stimmt das fast, und wenn Ihre Mimik spannend wirkt, werden Sie auch tatsächlich häufiger gezeigt. Und immer gilt: Niemals darf Ihnen jemand Überheblichkeit oder Langeweile ansehen.«

»Wobei«, wandte ich grinsend ein, »Langeweile ist tatsächlich das Thema meines Buches.«

»Aber auch dafür werden Sie die Zuschauer interessieren wollen, richtig?«

Richtig, und so nahm ich mir alle Ratschläge zu Herzen. Lisa hatte verblüffende Tipps, immer konkret auf die jeweilige Situation bezogen, und sie machte auf mich einen sehr kompetenten Eindruck. Als wir mit der Aufzeichnung durch waren und ich keine Fragen mehr hatte, ging es zum nächsten Briefing.

Mit jedem weiteren Auftritt in den fingierten Talkshows fiel es mir leichter, den mir zugedachten Part zu erfüllen. Und je näher das aufgerufene Thema und meine Rolle in der Runde mir und meinem Ratgeber kamen, desto besser schlug ich mich. Am Ende hatte Lisa nicht mehr viel an meinem Auftreten auszusetzen.

»Sehr authentisch«, beurteilte sie meinen letzten Durchgang, und mehr Lob hatte ich vermutlich nicht zu erwarten.

Nun waren es noch ein paar Wochen bis zum Erscheinen von *Powerboring*. Ich hatte Thomas Grubers Liste abgearbeitet, und in Treffen mit meiner Lektorin erfuhr ich, dass der Verlag mit den Vorbestellungen sehr zufrieden war. Mit etwas Glück würde mein Buch gleich in der Woche seines Erscheinens einen Platz auf der Bestsellerliste ergattern können.

»Ihr Ratgeber wird es nicht gleich aufs *Spiegel*-Plakat schaffen«, schätzte Isa Franke, »aber etwas zwischen Platz fünfunddreißig und vierzig sollte zum Start drin sein. Unsere Pressestelle hat auch schon einige Anfragen, das sieht alles sehr gut aus. Und sobald Sie das Thema für Ihr nächstes Buch haben, lassen Sie es uns wissen. Es wäre ideal, wenn wir uns schon an die Vorarbeiten machen könnten, solange *Powerboring* noch so angesagt ist wie jetzt.«

Den ganzen Vormittag wurde ich noch im Verlag herumgereicht, alle waren sehr nett zu mir und freuten sich mit mir auf den Erfolg, der sich abzeichnete. Aber als ich das Gebäude verließ und mich auf den Weg zur U-Bahn machte, schwirrte mir vor allem ein Satz meiner Lektorin im Kopf herum.

»Sobald Sie das Thema für Ihr nächstes Buch haben, lassen Sie es uns wissen.«

Welches Thema?

Welches nächste Buch?

Sollte es nicht genügen, dass ich für *Powerboring* trommelte, jetzt, da all die Schulungen und Trainingsstunden absolviert waren und ich das, was ich dort gelernt hatte, endlich mal anwenden konnte?

Dass mir Thomas Gruber auf meine Nachfrage einen Vorschuss nannte, den er inzwischen für das zweite Buch vom Verlag angeboten bekommen hatte, machte es nicht besser. Die Zahl klang beeindruckend, und natürlich hatte ich nichts gegen mehr Geld und mehr Erfolg. Die Sache hatte nur einen Haken: Ich hatte keinen blassen Schimmer, worüber außer über Langeweile ich schreiben sollte.

In den folgenden Tagen stellte sich obendrein heraus, dass mir inzwischen auch die Übung dafür fehlte, mich gepflegt zu langweilen. Wochenlang war ich darauf vorbereitet worden, geschickt und authentisch für meinen Ratgeber zu werben, wortgewandt von den Segnungen der Langeweile zu schwärmen – und in diesen Wochen, die vollgestopft waren mit Terminen, Treffen und Trainingseinheiten, war es mir nicht ein einziges Mal gegen den Strich gegangen, dass ich mich nicht mehr wie früher einfach durch meine Tage treiben lassen konnte.

Okay, einmal hatte es mich doch gestört: Nach der Party in Lulu Bergs Villa war ich in meine leere Wohnung gekommen, und als die Jungs von ihrer Tour durch das Münchner Nachtleben zurückkehrten, hatte ich schon geschlafen. Ich hatte noch gemerkt, dass jemand neben mir ins Bett schlüpfte. Das bescherte mir einen schönen Traum, in dem Anna eine wichtige Rolle spielte. Der Traum endete aber kurz danach abrupt durch Hobys Schnarchen. Am Morgen hatten wir ungewohnt schweigsam beisammengesessen. Die anderen, weil sie einen stattlichen Kater hatten. Ich, weil ich müde war von den ungewohnt arbeitsamen Tagen zuvor – und ein bisschen wütend auf mich, weil ich für den Promi-Auflauf in Grünwald meine Freunde vernachlässigt hatte.

Das nahm ich mir auch jetzt noch übel, ich hatte auch noch nicht mit den Jungs darüber sprechen können, und deshalb fuhr ich lieber nach Hause und quartierte mich für ein paar Tage wieder in meinem Jugendzimmer ein, statt in der WG zu wohnen und mich im *Bogey* mit den anderen zu treffen.

Gut zwei Wochen hatte ich Pause. Zwei Wochen, die ich auf Thomas Grubers Rat hin dafür nutzen sollte, mir ein Thema für meinen nächsten Ratgeber auszudenken. Zwei Wochen, von denen meine Lektorin fest glaubte, dass ich genau das tat. In Wirklichkeit aber zwei Wochen, in denen ich versuchen wollte, wieder zu meinem alten Ich zurückzufinden. In mich hineinzuhorchen. Über das, was mir rund um das Erscheinen von *Powerboring* bevorstand, nachzudenken. Und es mit dem abzugleichen, was ich selbst mir für meine nahe Zukunft vorstellte.

Drei Tage versuchte ich, auf meinem Bett, auf der Couch und auf einer Liege im Garten meiner Eltern herumzulümmeln und wieder einmal einfach gar nichts zu tun. Einen

Vormittag schaffte ich es tatsächlich, aber ich fand es im Gegensatz zu früher eher anstrengend als erholsam. Und als meine Mutter ins Zimmer schaute und mir sagte, dass es gleich Essen gebe, war ich erschreckend froh darüber, endlich wieder etwas zu tun zu haben. Dann begann ich, die Zeitung zu lesen, in alten Magazinen zu blättern, schließlich holte ich sogar einen Wildwestroman aus dem Regal neben meinem Kleiderschrank. Zwar fand ich all das wirklich langweilig – aber nicht auf eine Art, die etwas Gutes in mir auslösen konnte.

Ich ertappte mich dabei, dass ich von Zeit zu Zeit das Handy aus der Tasche zog. Waren Nachrichten eingegangen? Wie spät war es inzwischen? Und als mir auffiel, dass ich mich auf diese Weise dem, was ich als *Powerboring* verkaufen wollte, ganz sicher nicht annäherte, deponierte ich das Smartphone in meinem Zimmer und legte mich ohne das Gerät in den Garten. Doch wie spät es war, interessierte mich nach wie vor. Und wann immer ich mir fest vornahm, jetzt mal für eine Weile an gar nichts zu denken, kehrten meine Gedanken sehr verlässlich zu den Fragen zurück, die mich beschäftigten.

Worüber sollte ich als Nächstes schreiben?

Würde der Verlag auch den zweiten Ratgeber spannend finden?

Würde mir überhaupt etwas Neues einfallen?

Würde ich als Buchautor aus den Schlagzeilen verschwinden, bevor ich richtig dort angekommen war?

Würde mein Höhenflug mit einem Absturz enden, noch bevor er richtig begonnen hatte?

Würde ich meinen Agenten, der sich so für mich engagierte, enttäuschen?

Würde er mich fallen lassen, wenn ich seine Erwartungen nicht erfüllte?

Würde der Verlag den Programmplatz, den sie im Moment noch für meinen nächsten Ratgeber reservierten, an jemand anders weiterreichen, wenn ich nicht schnell genug lieferte?

Nicht witzig genug?

Nicht gut genug?

Nicht …

Ich schwang die Beine über den Rand der Gartenliege, massierte mir die Schläfen und blieb schließlich vornübergebeugt sitzen, das Gesicht in beide Hände vergraben. Als ich mich nach einer Weile wieder aufrichtete, in die Sonne blinzelte und mich dann zum Haus umwandte, sah ich meine Eltern auf dem Balkon stehen. Sie wirkten besorgt, winkten mir aber mit gespielter Fröhlichkeit zu.

»Ist alles in Ordnung mit dir?«, fragte Papa, als wir nach dem Abendbrot auf den Balkon hinausgingen. Wir hatten jeder eine Flasche Bier in der Hand und sahen zu, wie die Sonne langsam hinter den Horizont rutschte.

»Mir ist langweilig«, sagte ich und grinste.

Mein Vater lachte.

»War das nicht Sinn deiner Pause?«

»Ja, eigentlich schon. Aber früher war es spannender, Langeweile zu haben. Schöner. Erholsamer.«

Er nickte und wandte sich wieder der untergehenden Sonne zu. Ich beobachtete ihn aus den Augenwinkeln.

Papa schien wirklich verstanden zu haben, was ich meinte, obwohl er ja früher nie viel davon gehalten hatte, dass ich meine Zeit mit Nichtstun vertrödelte.

»Es ist schon seltsam«, sagte er nach einer langen Pause, »erst drehen wir dir den Geldhahn zu, weil du deine Zeit verplemperst. Und jetzt machen wir uns Sorgen, weil du es nicht mehr schaffst, richtig abzuschalten.«

Ich lächelte und legte ihm für einen Moment eine Hand auf die Schulter. Wir standen, schwiegen und prosteten uns zwischendurch mit den Bierflaschen zu.

Das Haus meiner Eltern stand in einem der ruhigeren Wohnviertel am Stadtrand. Der Garten stieß überall an die Gärten der Nachbargebäude. Zwischen den Häusern im Süden konnte man die Hänge sehen, die sich als Obstwiesen oder Weinberge zu dem Wald hinaufzogen, der die Hügelkette bedeckte, die uns vom nächsten Tal trennte. Es war ruhig hier, und wie ich so mit meinem Vater in der zunehmenden Dämmerung stand und Bier trank, hatte diese Ruhe etwas Entspannendes. Obwohl ich nichts anderes tat als vorher auf der Gartenliege. Entspannend wäre das auch ohne Bier gewesen. Aber vermutlich nicht, ohne dass jemand neben mir stand, der mir wichtig war und der einfach mit mir schweigen konnte.

Anna kam mir in den Sinn. Wir hatten nach Lulu Bergs Party ein paarmal telefoniert und schrieben uns noch immer gelegentlich Textnachrichten. Ich hatte den Eindruck, dass sie mich mochte, aber ich konnte noch nicht mit Bestimmtheit sagen, ob daraus mehr werden würde als eine lose Freundschaft. Vor allem konnte ich nicht einschätzen, ob sie ein neues Treffen bisher immer abgesagt hatte, weil sie wirklich keine Zeit hatte – oder eher, weil ihr die Lust dazu fehlte? Weil ihr Gespräche, die ihre Karriere voranbrachten, womöglich wichtiger waren als ein paar mit mir verbrachte Stunden?

Ich dachte darüber nach, wie das wohl Hoby, Frans, Gerry und Seb sahen, wenn sie sich dieselben Fragen zu mir stellten? Und wie ich wohl auf Anna wirkte? Auch ich hatte nicht immer Zeit gehabt, wenn sie mal für einen Tag ohne Termine in München gewesen war. Und so hatten wir manchmal nur telefoniert, wenn es vielleicht besser gewesen wäre, sich zu einem Spaziergang im Englischen Garten oder einen Kaffee in der Stadt zu verabreden. Ich wurde nicht recht schlau aus Anna, und das hatte auch damit zu tun, dass ich aus mir selbst nicht recht schlau wurde. Ich würde sie anrufen müssen, mich mit ihr verabreden, um auch jene Dinge mit ihr zu bereden, die ich unbedingt wissen, aber nur ungern ansprechen wollte.

Mein Vater hatte mich schon eine ganze Weile schweigend angesehen, als ich es zum ersten Mal bemerkte. Seine Bierflasche war leer, und sein Gesichtsausdruck war anders als sonst.

»Verliebt?«, fragte er nur.

Ich zuckte mit den Schultern.

»Darüber solltest du dir klar werden. Und wenn's geht, rede mit ihr. Langweilen kannst du dich auch danach noch.«

Ich versuchte, den Rat meines Vaters zu befolgen. Doch weder bekam ich Anna ans Telefon noch antwortete sie auf meine Textnachrichten. Schließlich beschloss ich, wieder nach München zu fahren und sie zu besuchen. Ihre Adresse hatte ich nicht, ich kannte auch den Namen ihrer Agentur nicht, und meinen Agenten wollte ich in dieser privaten Angelegenheit nicht um Hilfe bitten. Aber ich fand über Roger Waludys Homepage heraus, wo der Regisseur sein Büro hatte, den sie zu Bergs Villa begleitet hatte. Dort würde ich mit meiner Suche beginnen.

Waludys Büro war im zweiten Stock eines Altbaus in Schwabing untergebracht. Erst hatte mich die Adresse beeindruckt, doch als ich am Tag nach meiner Ankunft in München gegen elf Uhr vor der Haustür des imposanten Gebäudes stand, wurde mir klar, dass Waludys Büro nicht allzu groß sein konnte: Für die vier Etagen vom Erd- bis zum Dachgeschoss waren an der Mauer nicht weniger als vierundzwanzig Klingelschilder angebracht. Bis auf vier Familiennamen standen auf allen Schildern Firmenbezeichnungen, die auf Finanzberater, Makler und andere Dienstleister hindeuteten. Ich drückte auf den Knopf neben »Waludy Film«. Durch die Sprechanlage meldete sich die verzerrte Stimme einer Frau.

»Ja, bitte?«

»Ist Herr Waludy zu sprechen?«

Ich nannte meinen Namen und erwähnte, dass wir uns auf einer Party in Lulu Bergs Villa kennengelernt hätten. »Lulu« betonte ich ein wenig und hoffte, dass ich die Betonung nicht übertrieben hatte.

»Er ist zwar im Moment nicht da«, schnarrte es aus der Anlage, »aber kommen Sie bitte kurz rauf. Ich mache Ihnen einen Termin mit ihm.«

Im Treppenhaus herrschte dämmriges Licht, die Stufen waren ausgetreten, und im zweiten Stock bestätigte sich mein erster Eindruck: Je eine Eingangstür ging nach links und rechts ab, neben jeder Tür waren zahlreiche Firmenschilder angebracht. Die rechte Tür schwang auf, eine ältliche Frau in einem noch ältlicheren Kostüm begrüßte mich mit freundlichem Lächeln.

»Kommen Sie doch herein«, sagte Waludys Sekretärin, die sich als Hedi Fux vorstellte.

In natura klang ihre Stimme angenehm und voll. Sie ging mir den langen Flur voraus, von dem nach links und rechts mehrere Türen abgingen, die mit Schildern gekennzeichnet waren, auf denen ein oder manchmal auch zwei Firmennamen angebracht waren. Sie blieb neben der Küche stehen und deutete auf eine halb offen stehende Tür ein Stück weiter auf der rechten Seite.

»Gehen Sie doch bitte schon mal vor. Ich mach uns noch schnell Kaffee.«

Waludys Büro bestand aus einem einzigen Raum, der mit zwei Schreibtischen, einer Polsterecke und mit Aktenschränken heillos überfrachtet war. Alles, was die Schränke an Wandfläche freiließen, war mit Filmplakaten behängt, nur über einem Sessel in der Besprechungsecke klebten großformatige Fotos, die Roger Waludy mit Prominenten aus der Film- und Fernsehbranche zeigten.

»Herrn Waludys Sessel«, rief mir Hedi Fux zu und lachte.

»Sehen Sie es ihm bitte nach, wenn er darauf besteht, dass seine Gesprächspartner sehen können, mit wem er schon alles gearbeitet hat.«

An der Bilderwand fehlte kaum eine Schauspielerin oder ein Schauspieler, den ich kannte. Nun war ich doch beeindruckt. Hedi Fux stellte zwei Tassen auf den Tisch vor dem Sessel, und wenig später hatte sie Kaffee eingeschenkt, Milch und Zucker sowie eine kleine Schale mit Keksen bereitgestellt.

»Selbst gebacken«, sagte sie und deutete auf das Gebäck, das teils zerbrochen war, aber recht lecker aussah. Ich nahm mir ein Stück, sie bröselten und waren ein wenig trocken, schmeckten aber gut.

»Sie erwähnten, dass Sie Herrn Waludy in der Villa Berg kennengelernt haben«, begann sie, nachdem ich die Kekse gelobt hatte. »Sind Sie ein neuer Geschäftspartner von ihm? Wollen Sie sich an der Finanzierung seines Heinz-Erhardt-Projekts beteiligen?«

»Nein, tut mir leid. Mit allzu viel Geld kann ich nicht dienen. Ich habe einen Ratgeber geschrieben, und bei Lulu Berg war ich eingeladen, weil mein Agent wollte, dass ich dort mit einigen Leuten spreche, die vielleicht eine Show aus Elementen meines Buchs entwickeln wollten.«

Sie nahm einen Schluck Kaffee und lächelte mich über den Rand ihrer Tasse an.

»Ich habe schon verstanden, dass Sie Herrn Berg ›Lulu‹ nennen dürfen. Das müssen Sie nicht mehr betonen. Sie wissen aber schon, dass er das fast jedem gestattet, der in seiner Villa mitfeiern darf?«

Einen Moment war mir meine ungeschickte Protzerei peinlich, aber Hedi Fux lachte das einfach beiseite.

»An dem Abend, an dem ich dort war, hat er es einem jungen Schauspieler verwehrt«, versetzte ich und hoffte, dass es nicht beleidigt oder trotzig klang.

Sie lachte noch lauter.

»Ach, an diesem Abend waren Sie dort? O ja, der arme Jonas. Das hat er sich sehr zu Herzen genommen, aber er wird das schon verschmerzen. Herr Berg ist sehr einflussreich in der Branche, aber er ist nicht allmächtig. Und das hat Jonas auch schon erfahren dürfen: Ein Kollege ist für einen aktuellen Dreh ausgefallen, und er durfte kurzfristig einspringen.«

»Das freut mich«, schwindelte ich.

Mir war egal, was mit diesem Jonas passierte. Und weil ich befürchtete, sie würde mir noch von weiteren Schicksalen erzählen, die mich nicht betrafen, beschloss ich, mit der Tür ins Haus zu fallen.

»Auf derselben Party wurde Herr Waludy von einer jungen Schauspielerin begleitet, Anna Hoog. Und ich wollte ihn eigentlich fragen, ob ich sie über ihn vielleicht erreichen könnte.«

Der Blick von Hedi Fux wurde etwas strenger.

»Er wird Ihnen ihre Handynummer sicher nicht geben, und ich mache das auch nicht, tut mir leid.«

»Das ist nicht nötig. Anna hat mir ihre Nummer schon selbst gegeben.«

Die Augenbrauen der Sekretärin hoben sich ein wenig, und weil ich mich ärgerte, dass sie mir nicht glaubte, öffnete ich auf meinem Smartphone die Kontaktliste und zeigte ihr Annas Eintrag. Sie rückte ihre Brille zurecht und überprüfte die Nummer.

»Stimmt, das ist sie. Aber wieso rufen Sie sie dann nicht einfach an?«

»Habe ich natürlich versucht, ich habe ihr auch geschrieben. Aber weder antwortet sie mir, noch bekomme ich sie ans Telefon.« Hedi Fux blickte betrübt drein, und ich fügte schnell hinzu: »Wir hatten auch keinen Streit, falls Sie das als Nächstes fragen wollten.«

Die Sekretärin grinste.

»Das geht mich natürlich nichts an. Ich kann nur vermuten, dass sie ihr Handy daheim gelassen hat. Und auch wenn es für Sie Nachteile hat: Ich freue mich, das zu hören. Herr Waludy hat ihr eindringlich geraten, sich während Dreharbeiten voll und ganz auf den jeweiligen Film zu konzentrieren. Das scheint sie beherzigt zu haben.«

»Dreht er denn schon für seinen neuen Film? Ich dachte, er sucht noch Investoren.«

Hedi Fux lachte.

»Ach, Sie dürfen sich nicht vorstellen, dass Herr Waludy nur ein Projekt vorbereitet, da sind immer mehrere Sachen in der Pipeline, wie er gern sagt. Im Moment dreht er einen Film, für einen weiteren bereitet er die Dreharbeiten vor – und für das Heinz-Erhardt-Remake sitzt er noch an der Finanzierung.«

Sie nippte an ihrer Tasse.

»Anna dreht im Moment übrigens gar nicht mit Herrn Waludy. Sie steht für einen Fernsehkrimi in Schweden vor der Kamera.« Sie nannte mir den Namen der Reihe, und sofort hatte ich den deutschen Schauspieler vor Augen, der darin den Kommissar spielte. »Jonas gehört übrigens ebenfalls zum Cast. Dieser Krimi ist der Film, für den er kurzfristig den erkrankten Kollegen ersetzen durfte.«

Ich nickte und versuchte, Bilder beiseitezuwischen, die vor meinem geistigen Auge auftauchten. Schweden, lange Abende nach Drehschluss, Anna und Jonas in einer Hotelbar, lachend und plaudernd. Hotelbar. Hotel …

»Ich schreibe Ihnen mal die Nummer der Produktionsfirma auf, dort können Sie erfragen, wie lange die Dreharbeiten in Schweden noch dauern werden.«

Sie stand auf, kritzelte eine Telefonnummer und einen Namen auf einen Zettel und gab ihn mir.

»Grüßen Sie Mary schön von mir, dann wird sie Ihnen die Auskunft gern erteilen.«

Drei Wochen lang würde Anna noch in Schweden drehen. Wenn sie nach München zurückkam, hatte ich also schon bis über beide Ohren mit den Terminen rund um die Veröffentlichung von *Powerboring* zu tun. Das war schade, aber nicht zu ändern.

»Ich freu mich drauf, dich nach deinem Schweden-Dreh wiederzusehen«, schrieb ich ihr auf das Handy, das sie daheim gelassen hatte. Damit würde nach meinen anderen dort zuvor hinterlassenen Text- und Sprachnachrichten der letzte Eindruck hoffentlich ein guter sein.

Danach bemühte ich mich wieder, diesmal in meiner Münchner Wohnung, Langeweile zu genießen. Es klappte nicht wirklich. Ich legte mich hin, und begann nach einer Weile, ein Buch zu lesen. Ich setzte mich auf den Balkon, und beschloss nach einer halben Stunde, durch die Stadt zu spazieren. Unterwegs aß ich eine Kleinigkeit, versuchte, zumindest in dieser Zeit an nichts Bestimmtes zu denken. Und als mir auch das nicht gelang, rief ich mir mein Buch in Erinnerung. Ich ließ die Überschriften Revue passieren.

Tu erst einmal … nichts

Zu spät kommst du auch morgen noch

Ja, ja, gleich irgendwann

Prioritäten? Lass einfach alles *liegen*

Doch ich hatte im Moment keine Prioritäten zu setzen, ich hatte keine dringenden Aufgaben und keine Termine. Ich gähnte und tat nichts – doch die Langeweile fühlte sich nicht erholsam und erfrischend an, sondern sie legte sich bleiern auf meine Stimmung, die immer düsterer wurde.

Wieder zurück in der Wohnung, startete ich den Laptop und surfte durch das Manuskript meines Ratgebers. Ich versuchte es mit einer Übung, die ich dort beschrieben hatte.

Stell dir die unangenehmste Aufgabe vor, die du kennst. Stell dir vor, du müsstest sie genau jetzt unbedingt erledigen. Stell dir vor, dass du aber genau dazu im Moment so gar keine Lust hast. Und dann stell dir vor, dass du für dich beschließt: Diese Aufgabe kann warten, nur einen Moment lang, bis du Lust hast. Und dann lass in dir das Gefühl zu, dass du so schnell keine Lust dazu haben wirst. Lass das Gefühl größer werden und mächtiger, bis der Moment, den du die Aufgabe warten lässt, länger wird, zu einer Minute, zu zehn Minuten, zu einer Stunde, einem Tag. Und dann schau noch einmal, wie klein die Aufgabe in der Ferne inzwischen geworden ist. So klein ... kannst du sie eigentlich auch unerledigt lassen. Atme tief durch, lass sie unerledigt und spüre die Freiheit, die sich in dir ausbreitet.

Ich klappte den Laptop zu, ging in meiner Wohnung umher und merkte mir einige Dinge, die ich längst mal wieder hätte erledigen sollen. Dann setzte ich mich im Wohnzimmer auf das gemütliche Sofa. Ich legte die Beine hoch, rutschte mit dem Rücken hin und her, bis ich eine besonders bequeme Position erreicht hatte. Nun noch die Hände. Über dem Bauch gefaltet fühlten sie sich seltsam an. Beide Arme einfach neben die Hüfte gelegt war nicht entspannt genug. Schließlich ruhte die rechte Handfläche auf meinem Solarplexus, der linke Arm lag locker neben mir auf der Couch.

Auf dem Spülbecken waren Töpfe und Pfannen gestapelt, die ich noch spülen musste. Dringend, zumindest, wenn ich mir etwas Neues zu essen machen wollte. Sich diese Arbeit als unangenehm vorzustellen, war nicht schwer. Und da ich auch schon ein bisschen Hunger verspürte, konnte ich mir die Aufgabe auch ohne Probleme als sehr dringlich erdenken. Natürlich hatte ich genau jetzt überhaupt keine Lust, am Spülbecken zu stehen und Pfannen und Töpfe sauber zu schrubben. Zumal ich sie hinterher ja auch noch abtrocknen und wegräumen musste.

Meine rechte Hand lag sehr gut, wo sie lag. Sie wärmte meinen Bauch, was ungemein beruhigte. Ich malte mir noch aus, wie anstrengend es war, leicht gebückt über dem etwas zu tief angebrachten Spülbecken zu stehen. Wie schnell das Spülwasser ohne Schaum, aber mit zahlreichen Fettaugen vor mir schwappte, weil ich vergessen hatte, vor dem Spülen die Pfannen mit Küchenkrepp vom gröbsten Fett zu befreien. Wie um sich zu versichern, dass sie sich nicht im Spülwasser, sondern in trockener Sicherheit auf dem Sofa befand, zuckte meine linke Hand ein paarmal. Dann schlief ich ein.

Ich erwachte von dem Hungergefühl, das stärker geworden war. Im Kühlschrank fand ich etwas Obst, das ich essen konnte, ohne vorher etwas spülen zu müssen. Das und ein Schokoriegel vertrieben den Hunger, danach nahm ich auf dem Sofa wieder meine vorherige Position ein. Zwar fühlte ich mich ein bisschen erholter, aber wenn ich meine künftigen Leser in *Powerboring* darauf hinwies, dass Schlafen zwar ein guter Anfang war, aber noch weit entfernt vom Ideal der heilsamen Langeweile, musste ich als Erfinder dieser Regel mich wohl auch daran halten.

Also noch einmal von vorn.

Pfannen, Töpfe, dringend, keine Lust. Nur einen Moment … und noch einen … und …

Die Übung hielt zwanzig Minuten vor, aber damit konnte ich natürlich nicht zufrieden sein. Außerdem hatte ich mich dabei ertappt, dass ich das Nicht-machen-Wollen eher angestrengt als entspannt angegangen war. Ich brauchte also ein neues Thema.

Das immerhin war kein Problem. Wäsche musste zusammengelegt, Staub gesaugt, der Kleiderschrank aufgeräumt und abgelaufene Lebensmittelvorräte aussortiert werden.

Also: zuerst die Wäsche liegen lassen.

Hosen, Shirts, Socken, dringend, keine Lust. Nur einen Moment … und noch einen … und noch einen. Ich hatte so gar keine Lust, und ich machte mir das immer deutlicher bewusst. Dieses Gefühl breitete sich sehr angenehm und warm in mir aus, wurde größer … aber als ich die Augen wieder aufschlug, musste ich zugeben, dass ich es nicht geschafft hatte, die Aufgabe wirklich klein erscheinen zu lassen.

Immerhin war ich diesmal nicht eingeschlafen.

Neuer Versuch: staubsaugen.

Den Staubsauger aus dem Besenschrank holen, den Besen und den Staubwedel, die dadurch herausgefallen waren, wieder einräumen, das Kabel aus dem Gerät zerren und einstecken, sich mit dem röhrenden Sauger langsam durch die Wohnung arbeiten. Dringend. Keine Lust. Nur einen Moment … und noch einen … und noch einen … Der Staubsauger wirkte nun leiser, röhrte wie aus großer Ferne, aber er sah vor meinem geistigen Auge noch ziemlich originalgroß aus. Ich blieb am Ball, merkte aber nach einer Weile, wie ich zu verkrampfen begann, und schlug die Augen auf. Nicht eingeschlafen, gut. Vierzig Minuten gewonnen, auch gut. Die Aufgabe nicht ganz weggeschoben, nicht gut.

Was den Kleiderschrank betraf, hatte ich noch nicht einmal Lust, mir die Aufgabe vorzustellen, also übersprang ich diesen Punkt und dachte an die Lebensmittelvorräte in der kleinen Speisekammer hinter der Küche. Diese Kammer war eine sehr praktische Einrichtung, weil man sehr lange nicht sehen musste, was sich hinter der Tür verbarg. Leider oft so lange, bis die Zwiebeln neue grüne Triebe gebildet, die Kartoffeln grüne Flecken bekommen und die Brotscheiben, die jeden Morgen im Vergleich mit den frischen Brötchen den Kürzeren zogen, eine flaumige Schimmelschicht entwickelt hatten.

Ich schloss die Augen und begann mit den Kartoffeln. Sie sahen wirklich nicht mehr schön aus, so, wie ich sie mir gerade vorstellte. Andererseits hatte ich im Moment ohnehin keinen Appetit auf Salz- oder Pellkartoffeln, auf Pommes, Gratin oder Püree. Wie sollte ich mir das Aussortieren der alten Knollen da hinreichend dringend denken?

Also zum Brot, aber das tauchte so eklig vor meinem geistigen Auge auf, dass ich sogar glaubte, den stechenden Geruch von reifem Schimmel wahrzunehmen. Das konnte auf gar keinen Fall warten, deshalb weg damit. Und weil sich das alles nur in meiner Fantasie abspielte – und hinter der Tür der Speisekammer hoffentlich nicht wirklich so etwas auf mich wartete –, konnte ich schnell zu den Zwiebeln wechseln.

Sie waren hübsch anzusehen mit den kräftig grünen Trieben, die sich schon durch das Netz schoben, in dem ich sie im Supermarkt gekauft hatte. Aber ich wusste aus Erfahrung, dass das oft darauf hindeutete, dass ganz unten im Netz die ersten Zwiebeln matschig zu werden begannen. Das Netz musste also herausgenommen, die verdorbenen Zwiebeln aussortiert und weggeworfen werden. Danach die dabei über dem Boden und der Altpapierkiste verstreuten Zwiebelschalenstücke einsammeln und wegwerfen. Die guten Zwiebeln zurückräumen und auf einen neuen Einkaufszettel »Zwiebeln« schreiben. Dringend. Nur einen Moment … und noch einen …

Und plötzlich zerstoben die Zwiebeln, frische wie verdorbene, in alle Richtungen, und aus einer Wolke umherwirbelnder Schalenteilchen kam ein ganz anderes Thema auf mich zu. Es wurde größer statt kleiner. Und dass es dringend war, konnte ich mir mit keiner der Übungen ausreden, die ich in *Powerboring* beschrieben hatte.

Kurz lag ich noch mit weit aufgerissenen Augen auf der Couch, dann fuhr ich mir mit der linken Hand über die Stirn, nahm die rechte vom Solarplexus und setzte mich auf.

Was, um Himmels willen, könnte das Thema für meinen nächsten Ratgeber sein?

Das war dringend. In jedem Moment.

Der Gedanke kreiste immer schneller in meinem Kopf, meine Schläfen begannen zu pochen, und als ich auf dem Balkon allmählich wieder etwas ruhiger atmete, hatte ich einen Entschluss gefasst.

Mats Fermin sah fürchterlich aus. Er hatte den Türöffner gedrückt, sobald ich meinen Namen genannt hatte. Und als ich seine Etage erreichte, stand er in Joggingklamotten in der Wohnungstür. Dieser Anblick, den ich bisher noch nicht gekannt hatte, passte zu seiner übrigen Erscheinung. Sein Haar war nicht gekämmt und vermutlich auch schon seit ein paar Tagen nicht gewaschen. Unter seinen Augen zeichneten sich dunkle Ringe ab, und als ich ihn erreichte, klatschte er nur kurz zur Begrüßung ab und schlurfte in seine Essküche. Dort ließ er sich auf einen Hocker fallen und umfasste seine Kaffeetasse mit beiden Händen. Er nickte zur Arbeitsfläche hinüber. In der Thermoskanne war nur noch ein Rest, und der war obendrein nur noch gut lauwarm, aber ich schenkte mir das Gebräu dennoch in eine Tasse ein und setzte mich Mats gegenüber.

»Was ist denn mit dir passiert?«, fragte ich, nachdem er geschlagene zehn Minuten trübsinnig vor mir gesessen und geschwiegen hatte.

Er griff ohne ein Wort sein Notepad aus dem Regal neben sich, aktivierte es, legte es auf den Tisch und schob es zu mir hin. Das Mailprogramm war geöffnet, und die zuletzt eingegangene Nachricht war ausgewählt. Isa Franke hatte ihm geschrieben, die Lektorin, die seine und meine Ratgeber für den Verlag betreute.

Lieber Mats Fermin, es geht Ihnen hoffentlich gut. Ich wollte noch einmal nachfragen, ob Sie sich denn inzwischen für ein Thema entschieden haben? Wir würden gern mit den Vorbereitungen für Ihren nächsten Ratgeber beginnen. Die Bärlauch-Methode *läuft noch ganz passabel, aber man merkt den Zahlen nun doch allmählich an, dass das Buch schon seit zweieinhalb Jahren auf dem Markt ist. Wir sollten nicht den Zeitpunkt versäumen, an dem Ihr nächster Ratgeber noch vom Schwung Ihrer bisherigen Bestseller profitieren kann. Bitte melden Sie sich doch in den nächsten Tagen mal bei mir. Lassen Sie uns einfach schön essen gehen, und wenn ich kann, gebe ich Ihnen gern auch etwas Input zu den Themen, zwischen denen Sie noch schwanken. Oder ich lasse sie von den Kolleginnen im Verkauf prüfen. Ich freue mich auf unser Telefonat, bis ganz bald. Herzlich, Ihre Isa Franke.*

Mich erinnerte das an das Gespräch mit der Lektorin, in dem sie auch schon mich ein wenig gedrängelt hatte. Und zwischen den Zeilen konnte ich auch herauslesen, dass sie ordentlich Druck auf Mats Fermin machte. Aber, und diesen Punkt sprach ich auch laut aus …

»Aber sie hat das sehr behutsam formuliert, sie freut sich auf dein Thema, und ganz offensichtlich will der Verlag weiterhin mit dir arbeiten und rechnet damit, dass du auch mit deinem nächsten Ratgeber einen Bestseller haben wirst.«

Mats sah mich an, als sei ich nicht ganz bei Trost.

»Das liest du da heraus?«

Seine Stimme klang hohl und brüchig. Ich drehte das Notepad, damit er die Mail noch einmal selbst lesen konnte. Er überflog den Text, dann zuckte er mit den Schultern.

»Okay, das steht dort auch, du hast recht. Aber die eigentliche Nachricht ist doch: Mach hinne und schreib, sonst schauen wir uns nach Ersatz für dich um.«

»Na ja …«

Mit einer Handbewegung brachte er mich zum Schweigen und funkelte mich wütend an.

»Wobei sie das ja gar nicht mehr machen müssen«, knurrte er. »Du kannst mich jederzeit ersetzen. Lass *Powerboring* nur vernünftig einschlagen, dann kannst du jedes Jahr einen Bestseller landen. So viel Mühe sie sich alle mit dir geben, mit Schulungen, Trainingscamps und so.«

»Jetzt hör aber auf!«, protestierte ich.

Eigentlich war ich ja zu Mats gekommen, damit er mir mit einem Rat weiterhalf. Das konnte ich offenbar vergessen, aber beschimpfen lassen wollte ich mich auch nicht.

»Einen Kollegen hast du schon ersetzt«, fuhr er aufgebracht fort. »Er hatte einen Programmplatz im Herbst, und weil er nicht schnell genug lieferte, haben sie stattdessen *Powerboring* ins Programm genommen. Sag bloß, davon hast du nichts mitbekommen.«

Ich sagte nichts. Wenn er gerade wütend auf mich war, musste ich ihm nicht auch noch auf die Nase binden, dass ich das mit dem anderen Autor wusste. Vielleicht ließ er es mir ja durchgehen, weil ich als Frischling keine Ahnung hatte, wie die Buchbranche funktionierte.

»Geht's dir jetzt besser?«, fragte ich nach einer Weile.

Er war nach seinem Ausbruch wieder in Trübsinn versunken.

»Tut mir leid«, murmelte er und sah aus, als meinte er es ernst. »Du kannst ja nichts dafür, dass mir nichts einfällt.«

»Die Lektorin hat nicht gefragt, ob dir inzwischen etwas eingefallen ist, sondern ob du dich für eine deiner Ideen entschieden hast.«

»Ja, meinst du denn, ich würde ihr gegenüber zugeben, dass ich keinen blassen Schimmer habe, worüber ich schreiben soll? Natürlich habe ich angeblich die Schublade voller guter Ideen, ich kann mich nur nicht entscheiden, welche zu meinem nächsten Bestseller werden soll.«

»Hat sie dir das geglaubt?«

»Anfangs vielleicht. Inzwischen will sie vermutlich nur noch höflich sein.«

»Aber du hast mir doch tatsächlich schon von Ideen erzählt, die du in einen neuen Ratgeber ummünzen könntest. Das klang teilweise ganz gut.«

»Teilweise ganz gut«, echote er. »Nichts davon haut wirklich rein.«

Nun fand ich auch seine anderen Ratgeber, in die ich online kurz reingelesen hatte, nicht so wahnsinnig toll. Und ich wusste auch nicht, ob ich mein eigenes Buch kaufen würde. Aber beides wollte er gerade sicher nicht hören.

»Sollen wir ein bisschen brainstormen?«, schlug ich vor.

Es lief schon manchmal seltsam. Da gehst du zu einem Freund, um dir Hilfe zu holen, und dann sitzt du vor ihm und bietest deinerseits Hilfe an. Mats jedenfalls war von meinem Vorschlag nicht begeistert.

»Aber erzähl du mir doch, was dein nächstes Thema sein wird«, sagte er stattdessen.

Ich zögerte, aber vielleicht half es ihm am ehesten aus seiner trüben Stimmung, wenn ich ihm verriet, dass ich in derselben Patsche saß wie er. Das tat ich dann auch, ließ aber den Zusatz weg, dass der Verlag mir zwar auch schon etwas Druck machte, aber lange noch nicht so viel wie ihm.

»Echt?«

Er war wirklich überrascht.

»Ich hätte schwören können, du hast längst einen neuen Ratgeber in der Mache. Und dass Gruber schon den Vorschuss für das neue Buch ausgehandelt hat.«

Dazu sagte ich lieber nichts.

»Wir könnten also ein bisschen rumspinnen«, erwiderte

ich, »und wenn wir zwei Themen finden, nimmst du eines und ich das andere.«

Sein Blick war eine irritierende Mischung aus Zuversicht und Zweifel. Sah er in mir noch einen Freund … oder inzwischen eher einen Konkurrenten?

»Du kannst auch beide Themen nehmen, wenn du mir keins überlassen willst«, brummte ich, weil mich sein Blick ärgerte. »Mir wird schon noch was anderes einfallen.«

»Dir schon und mir nicht?«

Ich stand auf und schaute auf ihn hinunter. Ich war kurz davor, wütend zu werden.

»Wohin soll ich jetzt gehen?«, fragte ich genervt. »Raus aus deiner Wohnung – oder zum Kühlschrank, um uns Bier zu holen?«

Einen Moment lang war er verdutzt, dann fiel ihm wohl auf, dass er mich hätte netter behandeln können.

»Weder noch«, antwortete er, und der Hauch eines Grinsens schimmerte durch seine Miene. »Du gehst raus auf den Balkon, und ich hole uns Wein und Gläser. Hast du Hunger?«

Mir fielen meine Übungen mit den abgelaufenen Lebensmitteln ein und dass ich davor nur etwas Obst und einen Schokoriegel gegessen hatte.

»Und wie.«

Eine Viertelstunde später saßen wir mit Wein und einem reichlich bestückten Vesperbrett auf dem Balkon und schauten auf den Englischen Garten hinunter. Ich ließ mir Brot, Wurst und Käse schmecken, spülte mit Primitivo nach und versuchte, Mats' an den Haaren herbeigezogene Themenvorschläge mit ähnlich abstrusen Ideen zu kontern. Das ging zwei Flaschen Wein lang. Irgendwann war auch das Brett leer geputzt, und als wir das letzte Mal miteinander anstießen, mussten wir einsehen, dass das Brainstorming uns zwar einen schönen Abend beschert hatte – ein gutes Thema für einen Ratgeber war uns allerdings nicht eingefallen.

Die nächsten beiden Tage verbrachte ich allein. Am ersten Nachmittag setzte Regen ein, und ich ging ins Kino. Den Saal, in dem Regisseur Roland Emmerich mal wieder mit großem Getöse die Welt untergehen ließ, hatte ich fast für mich allein. Der Film war schon vor ein paar Wochen gestartet, und um siebzehn Uhr war wochentags kaum eine Vorstellung gut besucht. Danach lief im kleinen Saal nebenan eine deutsche Komödie. Ich hatte nichts über den Film gelesen und auch das Plakat nicht beachtet, also war ich überrascht, dass ich auf der Leinwand bekannte Gesichter zu sehen bekam. Erst lief Jonas, mit dem Anna gerade in Schweden drehte, vor ein Auto. Dann sprang Roman Rasch, der Fahrer, heraus und kümmerte sich um den verletzten jungen Mann. Derweil flitzte Anna auf einem Rad heran, abgelenkt durch ihr Handy, und rumpelte geradewegs in die offen stehende Wagentür.

Der Film ging so dämlich weiter, alles wirkte konstruiert und selten so lustig wie vermutlich beabsichtigt – aber ich konnte mich kaum auf die Geschichte konzentrieren. Ständig knirschte ich mit den Zähnen, wenn sich Anna und Jonas eine Szene teilten, und wann immer Roman Rasch ins Bild kam, machte ich mich darauf gefasst, dass gleich Shari neben ihm auftauchen würde. Dass das Happy End des Films zeigte, wie Roman Rasch leidend von dannen zog, während sich Anna und Jonas bis zum Abspann innig küssten, machte die Sache nicht besser.

Auf dem Heimweg blieb ich länger in einer Bar hängen, als gut für mich war. Und am nächsten Morgen spazierte ich durch die Stadt und fühlte mich wie gerädert. Plötzlich begegnete mir überall auf den Plakatwänden Werbung für den Film, den ich gesehen hatte, sogar ein paar Busse waren mit Motiven aus der Komödie beklebt. Dass die Sonne schien und alles in leuchtende Farben tauchte, passte überhaupt nicht zu meiner dunkelgrauen Stimmung. Das Mittagessen im Garten eines gutbürgerlichen Gasthofs munterte mich nicht auf, und als ich mich auf einen Cappuccino auf die Dachterrasse des Kaufhauses Oberpollinger setzte, diskutierten am Nebentisch zwei Paare so laut die Pointen von Annas Film, dass ich schließlich aufstand und meine Tasse drinnen im Stehen leer trank.

Die ersten Interviews, die ich zu *Powerboring* gab, machten Spaß. Ich behielt im Hinterkopf, was mir dazu beigebracht worden war, aber meistens musste ich keinen dieser Kniffe anwenden. Die Journalisten begegneten mir freundlich, wurden nicht indiskret und stellten mir keine Fragen, auf die mir Antworten schwerfielen. Die Artikel, die daraus entstanden, sammelte der Verlag für mich und mailte mir Scans zu – der Tenor war positiv, die Journalisten schienen meinen Ratgeber zu mögen oder zumindest das Thema witzig zu finden. Und wenn ein Gespräch als Interview abgedruckt werden sollte, wurde mir der Wortlaut vorher zur Freigabe gemailt. Ich widerstand fast immer der Versuchung, meine Sätze zu glätten, und falsch wiedergegeben worden war keine meiner Aussagen.

In der Woche der Veröffentlichung erreichte *Powerboring* wie erwartet gerade so die Top 40 der Sachbuch-Bestenliste im Segment Taschenbuch, und die Verkaufszahlen, die ich auf dem Autorenportal nachlesen konnte, wuchsen schnell und beeindruckten mich ziemlich. Weil ich sie aber im Vergleich zu anderen Büchern nicht einschätzen konnte, fragte ich Thomas Gruber.

»Damit können Sie fürs Erste auf jeden Fall zufrieden sein«, sagte er, »und der Verlag ist es auch. Durch die Artikel, die in den nächsten Tagen noch über *Powerboring* erscheinen werden, sollten die Verkäufe aber noch einmal einen Sprung machen. Das müssen wir jetzt einfach mal abwarten.«

Isa Franke lud mich zum Essen ein. Ich hatte schon Angst, dass es vor allem um meinen nächsten Ratgeber gehen würde und darum, dass ich möglichst schon morgen liefern sollte, aber dieses Thema schnitt meine Lektorin nur kurz an.

»Bevor wir Lesungen verabreden, würde ich zunächst eine kleine Rundreise durch ein paar Buchhandlungen vorschlagen. Sie signieren Ihr Buch, unsere Pressestelle schaut, dass die Presse vor Ort mit Ihnen spricht, und vielleicht können wir für diese Zeit auch einige Radio-Interviews eintüten.«

Ich war sofort einverstanden, und als sie sagte, dass der Verlag die Frage der Gage und der Reisekosten direkt mit Thomas Gruber besprechen werde, war ich froh – denn bis dahin hätte ich nicht einmal vermutet, dass für so etwas überhaupt Gage bezahlt wurde.

Schon zwei Tage später ging eine Mail ein, die auch mein Agent bekommen hatte: Am nächsten Montag sollte ich eine Signiertour durch vier große und sechs kleinere Städte beginnen. An acht der zehn Stationen würde ich jemanden von der örtlichen Tageszeitung treffen, in zwei der größeren Städte hatten Radiostationen Interesse an einem Studiobesuch angemeldet, und mein Kalender würde ziemlich vollgepackt sein mit Terminen. Nach fünf intensiven Tagen wäre ich mit dem Programm durch, und ich würde am besten nach München zurückkehren – denn gleich für den nächsten Abend war ich zu einer regionalen Talkshow eingeladen, die in einem Studio in der Stadt aufgezeichnet wurde.

Der einzige Wermutstropfen war, dass ausgerechnet an dem Tag, an dem ich zu meiner kleinen Tournee aufbrechen würde, Anna von ihren Dreharbeiten in Skandinavien zurück sein wollte. Ich schrieb ihr deswegen, aber auf Antwort brauchte ich zunächst nicht zu hoffen: Sie hatte ihr Handy ja nicht nach Schweden mitgenommen. Dass sie sich aber am Tag meiner Abreise noch nicht meldete, enttäuschte mich dann doch. Die Sekretärin der Produktionsfirma hatte mir nicht sagen können (oder wollen), wann genau Annas Flieger in München landen würde, aber aus dem Internet wusste ich, dass der erste Direktflug aus

Stockholm schon um kurz nach acht Uhr morgens eintraf. Und so stiegen Emilia, eine junge Mitarbeiterin von Grubers Agentur, und ich in den Zug, ohne dass Anna auf eine meiner Nachrichten geantwortet hatte.

Emilia war vierundzwanzig, studierte irgendetwas mit Medien und jobbte für Thomas Gruber, um sich ihr Studium zu finanzieren. Wir unterhielten uns angeregt, aber sie behielt stets meinen Terminkalender im Blick und organisierte während der Fahrt immer wieder Kleinigkeiten. Mir schwirrte schon vom Zuhören der Kopf, aber Emilia blieb entspannt und freundlich. Nur einmal fuhr sie die Krallen aus. Ein Lokalredakteur war wohl unverschämt geworden, jedenfalls stellte sie ihn dermaßen in den Senkel, dass mir der Kerl fast schon leidtat, obwohl er die Zurechtweisung sicher verdient hatte.

Unsere erste Station war eine große Filialbuchhandlung, die in einem noch größeren Einkaufszentrum untergebracht war. Der Andrang war anfangs überschaubar, aber es ergaben sich nette Gespräche mit Kunden und Mitarbeitern, und am Ende bildete sich dann doch noch eine kleine Traube vor dem Tisch, an dem ich saß, signierte und mit den Besuchern plauderte. Emilia machte ständig Fotos, trommelte am Ende auch das Team der Buchhandlung zu einem Bild mit mir zusammen, und schon ging's weiter. In der Innenstadt besuchten wir eine ziemlich kleine Buchhandlung, die aber – so erzählte es mir Emilia auf dem Weg dorthin – im Ort geradezu Kultstatus habe. Es war eng, auch weil erfreulich viele Kunden gekommen waren, und danach wartete vor der Tür eine Reporterin auf uns, die zuvor fleißig für die hiesige Tageszeitung fotografiert hatte. Das Gespräch mit der Journalistin war angenehm, danach hatte ich frei und konnte ein bisschen durch die Stadt schlendern. Emilia wollte am Telefon noch Details für ein Radiointerview am nächsten Tag besprechen und mich in zwei Stunden vor unserem Hotel treffen. Ich hatte gerade noch Zeit, mein Gepäck aufs Zimmer zu bringen und mich etwas frisch zu machen, dann führte sie mich auch schon zum Essen aus. Sie hatte in dieser Stadt ein Praktikum absolviert und kannte aus dieser Zeit ein spanisches Lokal. Es war nur fünf Minuten Fußweg vom Hotel entfernt, der Abend war mild und trocken, und wir spazierten gemütlich hin.

Wir bestellten Paella, ließen uns während der Wartezeit leckere Tapas schmecken, nur Speisen mit viel Knoblauch ließ ich lieber weg, um am nächsten Tag keine potenziellen Leser zu verschrecken.

»Das Interview morgen mit dem Sender geht übrigens klar«, berichtete Emilia zwischendurch. »Wobei es inzwischen mehrere Interviews geworden sind. Wir zeichnen insgesamt drei Interviews auf, zwei kürzere und ein längeres, das am Sonntagvormittag ausführlich ausgestrahlt werden soll.«

Damit begann das Programm des nächsten Tages. Erst befragte mich ein älterer Herr mit scheußlichem Pullover und grauer Föhnfrisur etwas langatmig zu *Powerboring* und der Frage, ob ich darin einen neuen gesellschaftlichen Trend sehe. Danach ging mich eine junge Reporterin ziemlich forsch an und versuchte, mir Zitate zu entlocken, mit denen sie einen Beitrag auf meine Kosten witzig machen konnte – diesmal setzte ich einige der Tricks ein, die mir während der Interviewschulungen beigebracht worden waren.

Schließlich ging es in ein anderes Studio. Dort erwartete mich ein hagerer Mann um die fünfzig, der aber durch seine aufgedrehte Art jünger wirkte. Er begrüßte mich freundlich und war sehr um eine entspannte Atmosphäre bemüht. Auch das Interview lief angenehm, allerdings erwies sich mein Gegenüber als überraschend gut informiert, und manchmal stellte er mir in unverfänglichem Plauderton Fragen, die mich ein wenig überrumpelten. Am Ende war ich ziemlich platt, aber ich hatte alles abbiegen können, was ich nicht beantworten wollte, und die anderen Antworten, die mir der Moderator entlockt hatte, rückten mich durchweg in ein positives Licht.

In dieser Stadt stand nur eine Buchhandlung auf dem Terminplan, und dort ging es eher beschaulich zu. Emilia war trotzdem sehr zufrieden mit dem Aufenthalt, vor allem das letzte Radiointerview hatte sie geradezu euphorisch aufgenommen.

»Sie haben sich super geschlagen«, freute sie sich. »Das Interview kommt nächsten Sonntag ins Programm, das wird Ihrem Buch einen ordentlichen Schub geben.«

So berichtete sie es auch Thomas Gruber, als wir im Zug auf dem Weg in die nächste Stadt waren. Hier hatte ich Signierstunden in fünf Buchhandlungen, dazwischen einige Interviews mit Presse, Funk und Fernsehen, und am Abend war ich so geschafft, dass ich mir Essen aufs Zimmer kommen ließ. Emilia dagegen sprühte noch immer vor Energie.

»Ich geh noch ein bisschen raus«, sagte sie. »Aber rufen Sie unbedingt, wenn Sie was brauchen, okay?«

Das Essen war lecker. In der Minibar gab es zwei Flaschen Bier. Mehr brauchte ich an diesem Tag nicht mehr.

Ich schlief gut, und als ich ohne Wecker wach wurde, hatte ich noch fast eine Stunde Zeit, bis ich mich mit Emilia zum Frühstück treffen wollte. Ich duschte, packte und setzte mich dann noch für eine Viertelstunde aufs Bett und schaltete das Frühstücksfernsehen ein. Es wurden Politiker befragt, die für ihre ausweichenden Antworten noch gründlicher geschult worden waren als ich. Man erfuhr, was auf der Welt passiert war, was das für die Börse bedeutete und wie das Wetter werden würde. Dann folgte ein Block mit Neuigkeiten aus dem Showbiz.

Roger Waludy hatte inzwischen offenbar genügend Investoren gefunden, denn in einem kurzen Interview durfte er sich über seine Pläne ausbreiten, die Heinz-Erhardt-Komödie *Der letzte Fußgänger* neu zu verfilmen. Diesmal würde es nicht um einen Spießbürger auf Wanderschaft im Schwarzwald gehen, sondern um einen Aktivisten, der auf Autobahnen und Bundesstraßen einmal quer durchs Land marschieren und damit zu Entschleunigung und Umweltschutz aufrufen wolle.

»Ich sehe den Film als Mischung aus *Forrest Gump* und *Ich bin dann mal weg*«, schwärmte Waludy, und es war zu erkennen, dass diese Kombination der Moderatorin ebenso zu denken gab wie mir. Kurz darauf bedankte sie sich und wandte sich vom beseelten Regisseur ab und anderen News zu.

Brad Pitt war unvorteilhaft fotografiert worden, Helene Fischer kündigte eine neue Tournee an, und zu Michael Schumachers Gesundheitszustand wurde berichtet, dass es nichts Neues zu berichten gab. Dann wurde ein Foto eingeblendet, das Anna vor atemberaubender Landschaft zeigte, inmitten eines sichtbar gut gelaunten Filmteams. Die Moderatorin erzählte über die Dreharbeiten für den neuen Schwedenkrimi, die gerade abgeschlossen worden waren. Danach war ein zweites Bild von Anna zu sehen. Sie lachte in die Kamera, ihre Augen blitzten vor Vergnügen, und sie sah wirklich toll aus.

An dem Foto störte mich nur ein einziges Detail: Direkt neben ihr stand Jonas, dieser Jungschauspieler von der Lulu-Berg-Party, untergehakt und mit sehr liebevollem Seitenblick auf Anna. Dazu schwadronierte die Moderatorin von den beiden tollen Darstellern, die jetzt zum zweiten Mal gemeinsam vor der Kamera gestanden hatten.

»Und sieht es nicht so aus, als hätten sich die beiden nicht nur beruflich prächtig verstanden?«, flötete die Moderatorin.

Natürlich war das einer der Sätze, mit denen man etwas andeuten wollte, über das man, im Grunde genommen, nichts wusste, auf eine Art, die keinen juristischen Ärger mit sich brachte. Und natürlich wusste ich das.

Trotzdem, dieses Bild …

Das Frühstück mit Emilia verlief einsilbig. Sie hatte

wohl bemerkt, dass ich nicht bester Stimmung war, und behelligte mich nur mit dem Allernötigsten. So hielt sie es den ganzen Tag über. Ich knipste für Signierstunden und Interviews meine Sonntagslaune an, und sobald kein Besucher, Buchhändler und Journalist mehr hinsah, ließ ich die Mundwinkel wieder sinken. Als wir in der Hotelbar einen Kaffee tranken, hielt es Emilia nicht mehr aus.

»Kann ich Sie irgendwie aufmuntern? Ich habe auch in dieser Stadt mal ein Praktikum gemacht und kenne eine Trattoria, in der man ruhig sitzen und gut essen kann.«

Ich blickte sie prüfend an, und sie sah mir wohl an, was ich mich gerade fragte.

»Nein«, versetzte sie lachend, »bitte nicht falsch verstehen. Das wäre kein Date, ich bin in festen Händen. Aber ich finde es schade, dass Sie so niedergeschlagen wirken. Wenn Sie mögen, können Sie mir von Ihrem Problem erzählen. Wenn nicht, reden wir über Gott und die Welt. Es gibt ein paar Straßen von hier auch ein ganz ordentliches Kabarett, falls Sie das aufmuntern würde.«

Ich entschied mich für das Kabarett, Emilia organisierte zwei Tickets, und danach tranken wir noch etwas in der Kneipe, die zu dem Kleinkunsttheater gehörte.

»Und, besser?«, fragte sie.

»Ein bisschen.«

»Das klingt nach Liebeskummer.«

Ich zuckte mit den Schultern. Emilia war sehr nett, aber ich wollte ihr nicht mein Herz ausschütten. Ich kannte sie kaum, sie arbeitete für meinen Agenten, und beide kümmerten sich zwar gut um mich, mussten aber auch nicht alles wissen.

»Und darüber wollen Sie nicht reden«, stellte Emilia nach einer Pause fest.

»Richtig. Gott und die Welt wären mir lieber.«

Es wurde spät an diesem Abend, und als ich todmüde ins Zimmer ging und die Nachrichten auf meinem Smartphone checkte, war von Anna noch immer keine Antwort eingegangen.

In dieser Nacht träumte ich von Anna und erwachte gegen halb vier in wehmütiger Stimmung. Ich schlief wieder ein, und am nächsten Morgen hatte ich beschlossen, sie mir aus dem Kopf zu schlagen. Sie hätte sich längst gemeldet, wenn ihr etwas an mir lag. Und da sie das nicht gemacht hatte, musste ich mir auch nicht mehr den Kopf darüber zerbrechen, ob sie wohl mit ihrem Kollegen Jonas zusammen war oder nicht.

Die letzten Tage meiner Rundreise vergingen schnell, und auf der Zugfahrt nach München konnte Emilia ihrem Chef durchgeben, dass alles gut gelaufen war. Wir kamen gegen halb acht am Bahnhof an, Thomas Gruber holte uns ab und ging mit uns essen. Danach wollte sich Emilia mit ihrem Freund treffen. Gruber setzte seine Mitarbeiterin unterwegs ab und brachte mich zu meiner Wohnung.

Dort erwartete mich eine schöne Überraschung. Meine Lektorin hatte mir auf den Anrufbeantworter gesprochen.

»Lieber Daniel, ich wollte Sie während Ihrer Reise nicht

stören, und ich weiß auch gar nicht, ob das wichtig ist. Eine junge Frau namens Anna Hoog hat im Verlag angerufen und um Ihre Nummer gebeten. Ihr Handy sei gestohlen worden, dort seien Ihre Kontaktdaten gespeichert, und da komme sie nun leider nicht mehr dran. Keine Ahnung, ob das stimmt – und ob sie wirklich die Schauspielerin ist, die derzeit so erfolgreich ist, oder ob sie sich nur für sie ausgibt. Man weiß ja manchmal nicht, was in den Köpfen der Leute vorgeht. Ich habe ihr Ihre Nummer nicht gegeben, aber hier wäre die neue Handynummer der jungen Frau …«

Ich notierte mir die Nummer und hätte am liebsten sofort angerufen. Aber es war schon spät, und nachdem sie mich so lange hatte warten lassen, musste ich auch nicht gleich springen, wenn sie mit dem Finger schnippte. Mir war klar, dass das Blödsinn war. Sie schnippte nicht, sondern sie hatte versucht, mich über den Verlag zu erreichen. Und sie hatte mich auch nicht warten lassen, sondern ihr war das Handy geklaut worden und damit alle Nachrichten, die ich für sie dort hinterlassen hatte. Aber ich fand trotzdem, dass ich das Recht hatte, ein kleines bisschen beleidigt zu sein. Zumindest bis morgen früh.

Die Aufzeichnung meiner ersten echten Talkshow war am nächsten Tag für achtzehn Uhr angesetzt. Zwei Stunden vorher sollte ich vor Ort sein, für die Fahrt veranschlagte ich eine halbe Stunde. Also bereitete ich mich in aller Ruhe vor und wählte gegen Mittag die Handynummer, die Anna im Verlag für mich hinterlassen hatte.

Sie ging nicht ran, ich zögerte einen Moment, hinterließ dann aber doch eine kurze Nachricht auf der Voicebox. Als ich schon bereit zur Fahrt ins Talkshowstudio war, klingelte mein Handy endlich. Sie war dran.

»Hallo, Anna«, sagte ich leichthin und hoffte, dass sie mir meinen lässigen Tonfall abnahm. »Wie geht's dir?«

»Gut. Ich bin noch ein bisschen kaputt von den Dreharbeiten. Ich hätte nicht gedacht, dass ich das nach gut einer Woche immer noch so in den Knochen habe, aber sonst ist alles prima. Und bei dir?«

»Ich war unterwegs, das ging bis rauf nach Hamburg. Signierstunden, Interviews, war auch ziemlich anstrengend.«

Es entstand eine kurze Pause, und ich konnte sie nicht recht deuten. Fiel Anna nichts mehr ein, worüber wir sprechen konnten, oder suchte sie nach den richtigen Worten, um an die schönen Telefonate anzuknüpfen, die wir nach der Party in der Villa Berg geführt hatten?

»Du, ich muss los«, sagte ich schließlich, und noch während ich drauflosplapperte, hätte ich mich dafür ohrfeigen können. »Heute Abend wird eine regionale Talkshow aufgezeichnet, meine Premiere, ich bin schon ganz gespannt. Sollen wir die Tage noch mal telefonieren?«

»Ich … äh, ja, so machen wir das. Ruf einfach an, wenn's für dich besser passt, ja?«

Damit legte sie auf, und ich stand wie ein Pudel im Wohnungsflur, der sich gerade selbst begossen hat.

In der Talkshow saß ich neben einem katholischen Theologen, der an der Uni Regensburg lehrte, einer Bierbrauerin aus Kempten, einer CSU-Abgeordneten aus Regensburg und einem musizierenden Förster aus Reit im Winkl. Moderiert wurde die Sendung von einem auf Krawall gebürsteten Comedian und einer Journalistin, die schlichten sollte, wenn sich die Runde zu sehr in die Haare geriet. Das klappte noch ganz gut, als sich die Bierbrauerin mit dem Theologen stritt, weil der ihr vorhielt, mit ihrem Gebräu die Sittlichkeit der Gesellschaft zu untergraben. Die Brauerin wurde zwar noch los, dass es ja wohl trunksüchtige Mönche gewesen seien, die es damit zum ersten Mal übertrieben hatten, doch dann schritt die Journalistin ein und konnte die beiden einigermaßen beschwichtigen.

Als jedoch der Comedian tönte, dass sich der Theologe mit seiner langweiligen Lebenseinstellung und ich mit meinem Ratgeber *Powerboring* ganz wunderbar verstehen müssten, platzte dem Katholiken der Priesterkragen. Er beschimpfte nun auch mich und mein Buch als Beispiel für die Dekadenz, mit der die Gesellschaft seit Jahren geschlagen sei. Der Förster setzte das Waldbaden dagegen, und die CSU-Abgeordnete faselte etwas von Gottes Natur und dass wir doch alle miteinander …

Es wurde ein heilloses Durcheinander, doch der Regisseur, den ich aus den Augenwinkeln hinter einer Glasscheibe sitzen und alles beobachten sah, schien sehr zufrieden mit dem chaotischen Verlauf seiner Sendung. Als gegen Ende der Sendung doch noch etwas Ruhe einkehrte, weil der Theologe nach seinen Ausbrüchen um Atem rang, die Bierbrauerin sich kopfschüttelnd zurückgelehnt hatte, die Politikerin nach Argumenten suchte und der Förster wegen der Kritik am Waldbaden beleidigt war, ergriff ich das Wort und kam mit einer hanebüchenen Überleitung auf meinen Ratgeber zu sprechen. So wurde ich wenigstens noch etwas Werbung für das Buch los, bevor die Scheinwerfer erloschen und fünf Gäste und zwei Moderatoren ziemlich konsterniert im Halbdunkel saßen.

Auf der Heimfahrt versuchte ich, Anna zu erreichen. Sie ging nicht dran. Dafür las ich am nächsten Morgen in der Zeitung, dass die Premiere ihres neuen Films ein Triumph gewesen sei. Ein Foto zeigte den Regisseur, es war nicht Waludy, der Anna herzte und die freie Hand mit erhobenem Daumen in die Kamera hielt. Das zweite Bild zeigte Anna, untergehakt bei Jonas.

KAPITEL 9

ATMEN, EINFACH NUR ATMEN

Die Talkshow mit mir war zwar nur in einem regionalen Programm gelaufen, doch sie hatte hohe Wellen geschlagen, nachdem einige der turbulenten Szenen auf YouTube gestellt worden und dort viral gegangen waren. Ich besprach mich mit Isa Franke und Thomas Gruber, aber beide teilten meine Bedenken wegen der Auswirkungen meines Auftritts auf mein Image nicht.

»Im Gegenteil«, lobte mich die Lektorin. »Ich fand Sie richtig gut. Es war in der Gesellschaft dieser Knallchargen vermutlich nicht schwer, aber Sie kommen richtig sympathisch und vernünftig rüber, finde ich. Und die Aufmerksamkeit, die das in den sozialen Medien bekommt, wird sich auf jeden Fall positiv auf die Verkaufszahlen auswirken.«

Sie sollte recht behalten. Nach den Signierstunden und dem am Sonntag ausgestrahlten Radiointerview war *Powerboring* auf Platz 29 geklettert, die YouTube-Ausschnitte meines Talkshow-Auftritts beförderten den Ratgeber auf Rang 17 und damit auf das *Spiegel*-Plakat, die Übersicht der zwanzig meistverkauften Bücher der vergangenen Woche. Diese Plakate hingen in jeder Buchhandlung, die darauf abgebildeten Bestenlisten wurden von Zeitschriften veröffentlicht und auch von Supermärkten für die Bestückung ihrer Bücherecken befolgt.

Nun ging es Schlag auf Schlag.

Ich beschloss, mir eine einwöchige Auszeit zu nehmen. Drei Tage lang würde ich meine Eltern besuchen, den Rest der Woche wollte ich mal wieder in meinem WG-Zimmer, im *Bogey* und den anderen Orten verbringen, an denen ich während meines Studiums so gut hatte ausspannen können. Als mir einfiel, dass ich ja auch mit Anna eine gute Zeit verbringen konnte, saß ich schon im Zug. Ich rief sie trotzdem an, diesmal erreichte ich sie auch, und wir führten ein Telefonat, das noch nicht so vertraut war wie vor der Sendepause wegen Dreharbeiten und des geklauten Handys, aber doch nicht mehr so peinlich wie das erste danach.

Tatsächlich hätte Anna heute und morgen Zeit für mich gehabt, danach war sie wieder für Dreharbeiten gebucht. Die fanden zwar am Bodensee statt, aber sie rechnete mit enorm vollgepackten Tagen und würde es wohl nicht schaffen, zwischendurch mal nach München zu kommen.

»Soll ich mal am Bodensee vorbeikommen? Ich bin in den nächsten Tagen nicht verplant.«

»Das würde mich zwar freuen, aber ich glaube nicht, dass ich wirklich Zeit für dich hätte. Lass uns doch mal essen gehen und quatschen, wenn ich wieder in München bin.«

Als der Zug in den Bahnhof meiner Heimatstadt einfuhr, dachte ich noch immer darüber nach, ob Anna sich wirklich über mein Kommen gefreut hätte oder ob das nur eine

Höflichkeitsfloskel gewesen war. Und ich ärgerte mich, dass ich mich nicht getraut hatte, nach ihrem … nun ja: Kollegen Jonas zu fragen.

Annas Dreharbeiten zogen sich hin, und als sie mir die Woche nannte, in der sie nach mehreren Verlängerungen voraussichtlich endlich wieder freihaben würde, sah ich im Kalender, dass dann ich der Grund sein würde, warum wir uns nicht sehen konnten.

»Da habe ich wieder eine Einladung für eine Talkshow. Diesmal ist es kein regionaler Sender, sondern erste Liga: Magnus Lenk. Dienstag bin ich dran, am Montag fahre ich mit jemandem von der Pressestelle des Verlags nach Hamburg, vor Mittwoch werde ich leider nicht zurück in München sein.«

»Ist nicht wahr!«, entfuhr es Anna, und dann lachte sie. Ich wollte schon eingeschnappt sein, weil sie mir womöglich nicht zutraute, in dieser Sendung zu bestehen. Doch ihr nächster Satz besänftigte mich sofort. »Dann sind wir in derselben Show zu Gast! Magnus will mich ebenfalls am Dienstag zu dem Film befragen, der unlängst Premiere hatte und inzwischen durch die Decke geht.«

»Magnus?«

»Ja, ich war ja schon ein paarmal in seiner Sendung. Wir duzen uns, und ich glaube, diesmal will er das auch vor der Kamera zum ersten Mal tun. Ich bin ja inzwischen prominent genug dafür.«

Sie lachte, mir wurde ganz warm davon.

Dass wir in derselben Talkrunde sitzen würden, waren

gute Nachrichten, und ich freute mich von diesem Zeitpunkt an darauf, Anna vor der Sendung zu treffen und endlich Zeit zu haben, mit ihr alles zu bereden, was mir auf dem Herzen lag. Ich verbrachte drei schöne Tage mit meinen Eltern und musste danach an drei weiteren in meiner WG den Mitbewohnern ständig irgendwelche Ratschläge geben und mit ihnen Übungen aus *Powerboring* durchexerzieren. Hoby und die anderen verpasste ich im *Bogey* zweimal, weil ich zu früh dort ankam, aber im dritten Anlauf klappte es. Anfangs war unsere Unterhaltung ein bisschen gehemmt, es entstanden immer wieder Pausen, die mir zunehmend peinlich wurden. Vielleicht kamen die anderen nicht damit zurecht, dass sie jetzt einen mit am Tisch hatten, den andere für einen Promi hielten. Ich wollte ihnen schon zurufen: He, ich bin's noch immer, der Daniel! Da schlug Seb vor, ich könnte ja mit seiner Fernsehklitsche eine ähnliche Kleinserie mit Lifehacks drehen wie mein Mentor Mats Fermin vor einiger Zeit. Dann gab er die Geschichte meines Probetags in der Produktionshalle zum Besten, und bald krümmten sich alle vor Lachen.

Schließlich waren die zehn Tage Wartezeit vorüber. Ich kam am späten Nachmittag in Hamburg an und rief noch im Taxi zum Hotel Anna an.

»Du, mir ist leider noch was dazwischengekommen«, sagte sie.

Ihr Bedauern klang echt, aber das musste nicht viel heißen. Sie war Schauspielerin.

»Trittst du jetzt nicht in derselben Sendung auf wie ich?«

»Doch, das schon, aber ich hab hier noch ein paar Termine und werde morgen erst sehr kurz vor Beginn der Aufzeichnung in Hamburg im Studio eintreffen.«

»Schade.«

»Ja, schade. Aber dann setzen wir uns eben nach der Sendung zusammen. Oder hast du da schon was vor?«

»Nein, natürlich nicht.«

Das war mir etwas zu entrüstet geraten, zumal ich mindestens so oft wie sie der Grund dafür gewesen war, dass wir uns nicht hatten sehen können. Es entstand eine kleine Pause.

»Na dann.«

Und damit legte sie auf.

Für mich war ein schönes Zimmer in einem teuren Hotel gebucht worden. Noch am Vorabend der Aufzeichnung gab es eine Besprechung mit Leuten aus Lenks Team, und für den Vormittag hatte ich einen Telefontermin mit Lisa, die mich während des Talkshow-Trainings in Geiselgasteig unter ihre Fittiche genommen hatte. Sie freute sich für mich, dass meine Talkshow-Premiere auf YouTube so viel Aufsehen erregt hatte, und sie gab mir noch ein paar Tipps mit auf den Weg, wie ich vor Magnus Lenk bestehen konnte.

Dann traf die Limousine der Produktionsfirma vor dem Hotel ein, und die Rezeptionistin gab mir Bescheid. Ich stieg ein und ließ mich durch feinen Nieselregen zum Drehort fahren. Ich wusste, dass ich euphorisch sein sollte, aber meine Stimmung war gedämpft, passend zum Wetter. Doch das hatte weniger mit dem Tief zu tun, das über Norddeutschland hing: Ich zerbrach mir den Kopf darüber, wie mein Zusammentreffen mit Anna wohl sein würde. Würde die alte Vertrautheit wieder da sein, oder blieb es zwischen uns so verkrampft wie während der jüngsten Telefonate?

Als ich an diesem trüben Nachmittag das Fernsehstudio betrat, wollte ich eigentlich die Atmosphäre dieses Ortes in mich aufsaugen, aber ich schaute mich vor allem deshalb ständig um, weil ich hoffte, Anna irgendwie zu erspähen. Doch sie war noch nicht da.

Ich war so gewappnet für meinen Auftritt, wie ich nur sein konnte. Außer mit Lisa hatte ich auch noch mit Thomas Gruber telefoniert. Er hatte mir zu jedem der anderen Talkshow-Gäste ein kleines Exposé zusammengestellt und gemailt, und er nannte mir zwei Fragen, die der Moderator mir ganz überraschend stellen wollte – inzwischen war ich offenbar so begehrt als Talkgast, dass mein Agent solche Vorabinfos verlangen konnte, ganz zu schweigen von der stattlichen Gage.

In dem nicht besonders gemütlichen, aber sehr stylish ausstaffierten Raum, in dem sich die Gäste der heutigen Sendung vor Drehbeginn trafen und wo sie exzellent mit Häppchen, Schampus und Kaffee versorgt wurden, saßen zwei Politiker beisammen, die sich vor laufender Kamera immer zofften, als seien sie bis aufs Blut miteinander verfeindet. Hier, hinter den Kulissen, prosteten sie sich fröhlich zu – »Stößchen!« – und winkten lässig den neu ankommenden Talkgästen.

Dann aber wandten sie ihre Köpfe gleichzeitig ruckartig der Tür zu, um die junge Frau in Augenschein zu nehmen, die jetzt eintrat. Lange Beine, elegant und locker zugleich gekleidet, eine freche Frisur und ein noch frecheres Grinsen, als sie die beiden Gockel beim Glotzen ertappte, und so zielstrebig, wie sie das Büfett ansteuerte und sich ein paar kleine Leckereien herauspickte, schien ihr dieses Ambiente vertraut zu sein. Ich war zum ersten Mal zu *Magnus Lenk* eingeladen, kannte das Format bisher nur aus dem Fernsehen, aber diese Frau war hier offensichtlich fast schon zu Hause.

Und ich war stolz wie Bolle, dass ich sie kannte. Gut kannte.

Anna war da.

Sie winkte mir zu, legte ihre Handtasche auf einen freien Stuhl und wollte gerade zu mir kommen, da hielt sie die Produktionsassistentin auf, die in diesem Moment herbeiflog. Auch sie schien Anna gut zu kennen. Die beiden begrüßten sich mit Küsschen links, Küsschen rechts, und dann machte sie mit ihr die Runde, um sie mit den anderen bekannt zu machen.

Als sie mich erreicht hatten, zwinkerte Anna mir zu.

»Diesen jungen Mann kenne ich schon«, sagte sie und verscheuchte die Assistentin lachend. »Na, Daniel, können wir doch noch kurz reden, bevor es losgeht, was?«

»Höchstens fünf Minuten!«, rief die Assistentin noch, dann flitzte sie aus dem Raum.

Die anderen starrten Anna noch immer an und warfen mir ab und zu neidische Blicke zu. Nur ganz allmählich kamen die Gespräche wieder in Gang. Anna und ich setzten uns nebeneinander an einen Ecktisch.

»Haben sich deine Termine gelohnt?«, fragte ich.

»Das muss sich noch herausstellen. Ich habe neue Rollen angeboten bekommen, weiß aber nicht in allen Fällen, ob ich sie annehmen soll.«

»Dass du dir das inzwischen aussuchen kannst, ist doch auf jeden Fall schon mal ein gutes Zeichen, oder?«

»Ja, schon. Aber einmal falsch zugesagt, und du steckst in einem Scheißfilm fest, der dir jahrelang nachhängt. Und einmal falsch abgelehnt, und du verprellst einen Regisseur, einen Produzenten oder einen einflussreichen Caster und bekommst womöglich nie mehr einen Fuß in die Tür.«

»Hast du niemanden, mit dem du das besprechen kannst? Deine Agentur, zum Beispiel?«

»Hm, die Agentur … Die verdienen am meisten, wenn ich möglichst viele möglichst gut dotierte Rollen übernehme, also raten sie mir in den meisten Fällen zuzusagen. Deshalb bin ich mir im Moment auch nicht mehr so sicher, ob ich eine neue Agentur bräuchte, die mir auch einmal eine Ablehnung nahelegt und mehr die langfristigen Erfolge im Blick hat.«

»Das ist natürlich blöd«, sagte ich, und dachte kurz darüber nach, wie sich das zwischen Thomas Gruber und mir verhielt.

»Aber jetzt hab ich ja jemanden, der mir Tipps geben kann.«

Sie strahlte mich an. Ein Zeichen, das nicht misszuverstehen war. Aber vor mein geistiges Auge schob sich genau in diesem Moment das Bild, auf dem Anna ihren Kollegen untergehakt hatte.

»Jonas?«, fragte ich.

»Hä? Wieso Jonas? Welcher Jonas?«

»Na, der Kollege, mit dem du in Schweden …«

Warum, verdammt noch mal, musste mir ausgerechnet an dieser Stelle eine Pause in den Satz rutschen?

»… diesen Krimi gedreht hast.«

Sie blinzelte verwirrt.

»Ja, Jonas … Wie soll ich sagen … Wir sind Kollegen, aber auch Konkurrenten. Wir bekommen natürlich nicht dieselben Rollen angeboten, aber es kann schon sein, dass wir im gleichen Film spielen und dann vielleicht den größeren Part für uns haben wollen. Da werde ich ihm sicher nicht auf die Nase binden, wer mich gern für sein Projekt haben möchte. Ganz zu schweigen davon, dass ich ihm die Gage verraten würde, die mir geboten wird. Nein, ich meine dich, Daniel. Wer könnte einem besser Ratschläge erteilen als der erfolgreiche Autor eines Ratgebers?«

Ich lächelte dümmlich und nickte.

»Aber wieso kommst du gerade jetzt auf Jonas?«, hakte sie nach und musterte mich.

Ich kam nicht mehr dazu, ihr meinen Lapsus zu erklären, denn die Produktionsassistentin trommelte uns alle zusammen, gab uns noch ein paar Infos und Anweisungen, und dann schwebte Magnus Lenk herein, frisch gegelt und mit federndem Schritt.

Die Sendung lief wie gewohnt. Wir Gäste waren zu sechst in der Runde. Anna saß mir schräg gegenüber. Ihr Thema war ihr neuer Film, wie sie es mir schon vorab verraten hatte. Darin spielte sie die wichtige Nebenrolle einer Jungbäuerin, die sich in einem kleinen Dorf in der Sächsischen Schweiz zur Transgender-Aktivistin entwickelt. Sie wurde von Talkmaster Lenk in einen Disput mit einer C-Prominenten verwickelt, die sich als deutsches Aushängeschild der Transgender-Szene sah. Die penetrante Person konnte sich nicht entscheiden, ob sie sich darüber freuen sollte, dass ihr Anliegen in einem Film behandelt wurde – oder ärgern, weil sie die Rolle nicht selbst hatte spielen dürfen. Anna schlug sich wacker, sie blieb freundlich, und als Lenk mehrere Male erfolglos versucht hatte, die beiden Frauen zum Streit anzustacheln, gab er sich versöhnlich und umschmeichelte die beiden ein wenig, bevor das nächste Thema zur Sprache kam: das »Hohelied auf die Langeweile«, wie er mein Buch schon in der Anmoderation etwas spöttisch genannt hatte.

Die beiden Politiker – ein Altlinker und ein nassforscher FDP-Mann in den Vierzigern – und Daniel Reiter, Chef der gleichnamigen Drogeriemarktkette, waren mir als Gegner zugedacht. Und es ging auch sofort zur Sache. Erst stellte der Altlinke in Abrede, dass ich als Ex-Student aus bürgerlicher Familie überhaupt ermessen könne, wie sehr Langeweile und ein unerfüllter Alltag gerade auf den Seelen der Ärmsten der Armen lasteten. Er erging sich in pathetischen Schilderungen der »vielen, die unser unerbittliches Wirtschaftssystem auf dem Weg zu noch größerem Profit zurücklässt«, und ich musste mich sehr beherrschen, ihn nicht an eine Fotoreportage zu erinnern, in der eine Wochenzeitschrift sein stattliches Anwesen nahe Florenz präsentiert hatte. Der FDP-Politiker, der gerade noch mit ihm angestoßen hatte, grätschte ihn mit den üblichen Parolen ab, und als er endlich auch noch die Plattitüde »Leistung muss sich wieder lohnen!« losgeworden war, schnitt die Regie auf mich. Auf eine Frage wartete ich vergeblich. Lenk war wohl der Meinung, dass mich die Anwürfe hinreichend in Wallung gebracht hätten.

Doch dazu war ich inzwischen zu sehr Profi. Ich sah das Rotlicht der auf mich gerichteten Kamera, lächelte entspannt und gab den beiden so beiläufig einen mit, dass nicht nur Magnus Lenk gönnerhaft lachte, sondern auch Anna strahlte bis über beide Ohren. Anschließend erzählte ich von den Wohltaten einer in Langeweile und Untätigkeit verbrachten Zeit – »wenn man das aus freien Stücken tut«, fügte ich dem Altlinken zuliebe hinzu – und parierte auch die beiden »Überraschungsfragen« recht geschickt, wie ich fand.

»Was sagen Sie denn dazu, Herr Reiter?«, erteilte der Talkmaster dann dem Unternehmer das Wort. Und der galoppierte auch gleich los, schilderte seinen Aufstieg aus einfachsten Verhältnissen zum Drogeriekönig in Deutschland, wenn nicht gar in ganz Europa, und als mich Lenk fast flehend ansah, weil er Reiter selbst mit zwei, drei Frageversuchen nicht in der selbstverliebten Schilderung seiner Erfolgsgeschichte hatte stoppen können, nickte ich ihm zu und wartete auf den Moment, an dem der andere Atem holen musste.

»Und dann, Herr Reiter«, warf ich ein, »mussten Sie eine Pause einlegen, weil Ihr Körper nicht mehr mitmachte.«

»Ich – aber das …!«

Thomas Gruber hatte mich wirklich gut gebrieft.

»Sie haben auf Ihren Körper gehört, auch wenn es da schon beinahe zu spät gewesen wäre. Ein Herzinfarkt ist kein Spaß, das ist der Hilferuf eines überforderten Organismus. Und was haben Sie in der Reha, vielleicht ja sogar schon in der Zeit im Krankenhaus gelernt? Dass ein Körper, eine Seele, auch einmal Ruhe braucht, Pausen, in denen sich ein Mensch regenerieren kann. In denen er Kraft schöpfen kann, auf neue Ideen kommt, Gedanken entwickelt und neuen Mut fasst.« Schnelle Blicke zu den anderen in der Runde, mit wohlwollendem Nicken begleitet vom begeisterten Lenk. »Damit man danach wieder sein Leben in die Hand nehmen, sich aus schwierigster finanzieller Lage herausarbeiten, die Ärmel hochkrempeln und die Leistung erbringen kann, die sich lohnen soll.«

Stille in der Runde, ein selig lächelnder Lenk, und Annas Blick, der sehr wohlwollend auf mir ruhte. Ein Moment für die Ewigkeit.

»Und was, frage ich Sie, steht am Anfang dieser Neubesinnung, dieses Kraftholens, dieses Durchatmens?«

Natürlich wussten alle, was jetzt kommen würde, aber der Talkmaster freute sich auf meinen nächsten Satz wie ein kleines Kind auf die Portion Pommes, die gerade über die Theke gereicht wird.

»Der Wille zur Langeweile. Die Entscheidung, einfach mal für eine gewisse Zeit nichts zu machen, gar nichts. Einfach mal eine Woche, einen Tag oder auch nur eine Stunde … einfach nur vergehen zu lassen.«

Ich wusste inzwischen aus den Interviews, die ich gegeben hatte, wo man welche Pausen setzen musste, damit man sich eine erhobene Stimme und jedes Ausrufezeichen sparen konnte. Und nirgendwo war das wirksamer als im Fernsehen, wo eine Kamera meine freundlichen Worte einfing und im Gegenschnitt die Gesichter der anderen in der Runde zeigte.

Nach der Sendung prosteten mir die beiden Politiker und sogar die C-Prominente zu. Nur der Unternehmer rauschte beleidigt ab, weil vergessen worden war, auf seine neu erschienene Autobiografie hinzuweisen. Mich kümmerte all das nicht, ich hatte nur Augen für Anna. Und als sie einverstanden war, mit mir noch etwas essen zu gehen, und wir endlich Zeit haben würden, uns mal wieder ausführlich zu unterhalten, fühlte sich das an, als würde etwas ganz Großes, etwas ganz Besonderes beginnen.

Es war wirklich groß, und es war besonders. Wir übernachteten mal in meinem Apartment, mal in ihrer kleinen Wohnung, wir gingen zusammen essen oder kochten gemeinsam. Freie Tage verbrachten wir unterwegs oder lagen stundenlang im Englischen Garten in der Sonne, redeten über alles Mögliche oder schwiegen miteinander. Und wenn sie oder ich zu tun hatten, freuten wir uns schon darauf, uns danach wiederzusehen. Und nicht selten vermisste ich sie, als wären wir seit Monaten getrennt gewesen, und dabei hatten wir uns erst am Morgen voneinander verabschiedet.

Genau so hatte ich mir eine Beziehung immer vorgestellt. Nein, vorgestellt hatte ich sie mir weniger schön, nicht einmal erträumt hatte ich mir alles so, wie ich es mit Anna Tag und Nacht genießen durfte.

Wir interessierten uns auch für die beruflichen Aufgaben des anderen. Ich las mit Anna Drehbücher, die ihre Agentur ihr schickte, und diskutierte mit ihr hinterher über die Rolle, die darin für sie vorgesehen war. Ich hörte sie ab, wenn sie Text lernen musste, und ich las mit übertriebenem Ernst den Teil der Dialoge vor, die ihre jeweiligen Szenenpartner sprechen mussten. Sie wiederum suchte mit mir zusammen die unbekannteren Städte, in denen ich in Lesungen *Powerboring* vorstellen sollte, und wir überprüften gemeinsam, wie geschickt oder ungeschickt Thomas Grubers Team diese Stationen für mich gelegt und zu einer Lesereise verbunden hatte.

Wenn es zeitlich zu den Terminen passte, die Anna schon für die Zukunft vereinbart hatte, suchten wir auch nach Sehenswürdigkeiten der jeweiligen Stadt oder der Umgebung. Wir malten uns aus, wie wir am Ende eines Drehtags nach meiner Lesung irgendwo zusammen essen gehen könnten. Und wir schauten nach, ob es nicht möglich wäre, in der Nähe eines Drehorts gemeinsam ein Hotelzimmer zu beziehen, das als Basis für einen Teil der Lesereise taugen würde.

Was hatten wir für einen Spaß, und noch die kleinste Alltäglichkeit wurde mit ihr zu einem Fest.

Dann stellte sie mir die Frage, die ich niemals hätte beantworten dürfen.

»Sag mal, Daniel, wenn du an meiner Stelle wärst, würdest du die Rolle in Waludys Heinz-Erhardt-Remake übernehmen, oder würdest du ihm absagen?«

Er hatte ihr einen ersten Entwurf des Drehbuchs geschickt, aber Roger Waludy – so hatte es Anna mir erzählt – war bekannt dafür, dass er sich nicht unbedingt an die Skriptvorgaben hielt, sondern während des Drehs noch einiges änderte, umstellte, Rollen größer oder kleiner machte und manche Figuren auch komplett aus der Geschichte strich. Das hatte ihm sogar schon Klagen von Drehbuchautoren eingebracht, aber seine Anwälte hatten ihn bisher immer rausgehauen. Man konnte sich also nicht auf den Eindruck verlassen, den das Skript machte, und darauf, wie interessant und wie groß dort Annas Rolle angelegt war. Sie sollte eine leicht autistische junge Frau spielen, die den Aktivisten während seiner Wanderung über die Schnellstraßen trifft, sich wie eine Klette an ihn hängt und ihn begleitet, obwohl er sich lange dagegen sträubt.

Wer diesen Aktivisten spielen sollte, wollte Waludy ihr nicht verraten – er raunte immer nur geheimnisvoll von »einer großen Nummer«, aber auch in dieser Hinsicht war auf Waludy kein Verlass. Er stapelte gern hoch, gewann allerdings immer wieder auch wirklich große Namen für seine Projekte. Zwischen Til Schweiger und dem dritten Ersatz-Messias von Oberammergau war also alles möglich.

Wir machten es uns nicht leicht. Anna und ich schauten das Original des geplanten Remakes an, und so piefig und miefig der mehr als sechzig Jahre alte Film auch wirkte, mit einem Vollblutkomödianten wie Heinz Erhardt konnte man sich auch heute noch amüsieren. Wir sahen uns ein paar neuere Filme an, in denen etwas spezielle Frauen zu unfreiwilligen Begleitern werden, und am Ende fanden wir auch einige Filme, in denen autistisch veranlagte Frauen die Haupt- oder eine größere Nebenrolle spielten.

Danach waren wir so ratlos wie zuvor. Die zentrale Frage war: Was würde Regisseur Roger Waludy aus dem Stoff machen, was aus der Rolle, die Anna übernehmen sollte. Die Produktion konnte für sie den Durchbruch bedeuten – oder eine Pleite, an der sie lange zu knabbern haben würde.

Ich erzählte Anna, was ich von anderen über Waludys neues Projekt aufgeschnappt hatte. Und am Ende gab ich wieder, was mein Agent Thomas Gruber in Lulu Bergs Villa dazu gesagt hatte: »Ich persönlich würde in diesem Fall die Finger davon lassen.«

»Vertraust du deinem Agenten?«, fragte Anna.

»Ich traue ihm zu, dass er die Chancen eines Buches richtig einschätzt. Dass er gute Kontakte hat. Dass darunter auch Leute sind, die ein Filmprojekt richtig einschätzen können. Und dass er selbst clever und erfahren genug ist, die Einschätzung dieser Leute bewerten und einordnen zu können.«

Sie nickte, dachte noch eine Nacht und einen Tag darüber nach und sagte Waludy dann ab.

Das Unheil kam eine Woche später über mich. Anna hatte eine Party besucht, zu der ich nicht eingeladen war. Dort hatte sie auch ihre Agentin getroffen, die ihr von Waludys neuem Projekt erzählte und davon, dass sie am liebsten ihre Zusammenarbeit mit ihr aufkündigen würde, weil Anna die ihr angebotene Rolle darin abgelehnt hatte. Das hätte sie nie tun dürfen, und das werde ihr noch lange nachhängen.

»Unter anderem weiß ich jetzt, wer diesen Aktivisten

spielt«, sagte Anna, als sie spät am Abend heimkam und sich als Häufchen Elend an den Küchentisch setzte.

Es war nicht Til Schweiger, aber seine Bekanntheit war der von Schweiger sehr viel näher als der des dritten Ersatz-Messias von Oberammergau. Und auch sonst war der Film scheinbar bis in die kleinste Nebenrolle mit namhaften Schauspielern besetzt. Dass Annas schärfste Konkurrentin die Rolle der weiblichen Begleiterin mit Kusshand angenommen und dafür inzwischen von den Kollegen gefeiert wurde, machte die Sache nicht besser.

Erst versuchte ich, Anna zu trösten. Ich machte den teuren Rotwein auf, den ich gestern mitgebracht hatte. Doch das gemeinsame Trinken beruhigte sie nicht, sondern sie steigerte sich immer mehr in ihren Ärger hinein. Sie ärgerte sich, das Angebot ausgeschlagen zu haben – zumal Waludy die Absage nicht gut aufgenommen hatte und sie wohl so schnell nicht wieder in einem seiner Filme haben wollte.

Alles, was ich ihr dazu sagte, brachte sie nur noch mehr auf. Und irgendwann hatte sie wohl fast vergessen, dass sie sich für die Absage entschieden und dass wir beide es uns davor nicht leicht gemacht hatten. Ich nicht mit meinem Rat, sie nicht mit ihrer Entscheidung. Als ich ihr nachschenkte, beschimpfte sie mich, hielt mir vor, ihr den falschen Rat gegeben, ihr eine tolle Rolle miesgemacht, ihre Karriere ruiniert zu haben.

»Vielleicht solltest du besser keine Ratgeber schreiben!«, warf sie mir an den Kopf.

Daraufhin stand ich auf, packte Waschzeug und Kleider in die Sporttasche, nahm meine Jacke und ging.

KAPITEL 10

DRINGEND BIN NUR ICH

Vielleicht solltest du besser keine Ratgeber schreiben …

Wie oft ich mir das selbst gesagt hatte! Fast täglich, seit der Verlag und mein Agent immer mehr darauf drängten, endlich das Thema meines nächsten Buchs zu erfahren. Aber dass mir Anna das an den Kopf warf, verletzte mich. Und es weckte den Trotz in mir.

Bis zum Beginn meiner ersten Lesereise war es noch ein bisschen hin, Interviews wurden nur noch wenige angefragt, und für weitere Talkshows war ich im Moment nicht gebucht. *Powerboring* hatte in den Buchcharts Platz sechs erreicht, was ich als großen Erfolg feiern durfte. Aber seither gingen die wöchentlichen Verkaufszahlen wieder zurück, und bald darauf war mein erster Bestseller fürs Erste aus dem Scheinwerferlicht verschwunden. Ich hatte Zeit, und wenn ich mich auch nicht in einer finanziellen Notlage befand wie damals, als ich *Powerboring* schrieb: dass Anna mit mir Schluss gemacht hatte und dass sie mir vorwarf, ihre Karriere als Schauspielerin auf dem Gewissen zu haben, war Notlage genug.

Also beschloss ich, nun endlich ernsthaft nach einem Thema für den zweiten Ratgeber zu suchen, nach einem

Trend, den ich aufgreifen, befördern oder geißeln konnte, nach irgendetwas, das mich erneut in die Bestsellerliste bringen und Anna beweisen würde, dass ich sehr wohl das Zeug dazu hatte, meinen Lesern nützliche Ratschläge zu erteilen.

In der zweiten Nacht kam mir die erste Idee, die ich für tauglich hielt. Ich dachte noch zwei Tage und Nächte darüber nach, und dann entschied ich mich: Mein nächster Ratgeber würde den Leserinnen und Lesern den Rat geben, sich nicht zu sehr auf Ratschläge anderer zu verlassen. Als Arbeitstitel wählte ich *Der beste Rat ist dein eigener*, und am nächsten Morgen setzte ich mich an den Laptop und begann zu schreiben.

Ich ging nicht so unbekümmert ans Werk wie für *Powerboring*, aber dass ich vorher Kapitel skizzierte, dass ich mir fünf goldene Regeln zurechtlegte, bevor ich einfach drauflostippte, ließ mich zwar am Anfang etwas langsamer, danach aber umso schneller vorankommen. Die Arbeit an dem neuen Buch unterbrach ich nur fürs Nötigste, und darüber hinaus gönnte ich mir nur alle paar Tage ein Treffen mit Mats, der noch immer keinen blassen Schimmer hatte, mit welchem Thema er verhindern konnte, dass sich der Verlag von ihm trennte. Die Mails von Isa Franke waren zuletzt etwas deutlicher geworden, und auch Gruber hatte seinen Klienten darauf hingewiesen, dass die Geduld des Lektorats endlich war.

Und so brachte ich zu unseren Treffen, die alle auf Mats Fermins schönem Balkon stattfanden, Wein und Essen mit und versuchte, ihn mit Anekdoten bei Laune zu halten. Ich animierte ihn dazu, mir von Begegnungen mit attraktiven Leserinnen zu erzählen, mit Fans wie Lilly und Manu, und das brachte ihn irgendwann tatsächlich dazu, nicht länger Trübsal zu blasen. Stattdessen malte er mir sein Rock-'n'-Roll-Leben in den schönsten Farben aus, was leider nach dem letzten Glas Wein jedes Mal unweigerlich dazu führte, dass Mats weinend neben mir auf dem Balkon saß und seinem schönen Leben nachtrauerte, das seiner festen Überzeugung nach sehr bald enden würde.

»Was soll ich denn machen?«, jammerte er dann. »Ich kann doch sonst nichts, und ich werde mit nichts anderem auch nur annähernd so erfolgreich, so beliebt und so begehrt sein wie mit dem Schreiben von Ratgebern.«

Seine Geschichten hörte ich mir gern an, aber je mehr er mir von langen Nächten nach den Lesungen in irgendeiner fremden Stadt erzählte, von Stunden, die er mit Hoteliers in deren Bar verbrachte, während sie ihm von ihren Erlebnissen mit trinkfesten Promis erzählten und darum wetteiferten, ihn mit Obstler oder Cognac unter den Tisch zu saufen, desto mehr wurde mir klar, dass ich mir das zwar gern anhörte – dass ich das aber nicht unbedingt selbst erlebt haben musste. Und schon gar nicht an fünfzig oder hundert Abenden im Jahr, wie es für Mats Fermin keine Seltenheit war.

Und während ich Kapitel um Kapitel meines zweiten Ratgebers in den Laptop hackte, versuchte ich, mir meine Zukunft als Autor von Bestsellern, die anderen durch ihr Leben helfen sollten, vorzustellen. Die Party in Lulu Bergs Villa war interessant gewesen, aber jede weitere würde dem Vergleich mit dieser ersten vermutlich nicht standhalten können. Es war unterhaltsam, sich anzuhören, was in der Szene über diese oder jenen getratscht wurde – aber ich würde es sicher nicht genießen, selbst Gegenstand solcher Tratschereien zu sein. Und hatte ich wirklich Lust, auf solchen Szenetreffen auch Anna wieder über den Weg zu laufen und ihr dabei zuzusehen, wie sie mit irgendeinem Jonas (oder wie immer ihr Neuer auch heißen mochte) glücklich wurde?

Auch als Studiogast von Magnus Lenk hatte ich mich wohlgefühlt, doch würde sich nicht auch das mit der Zeit abnutzen? Und was, wenn ich wieder an Streithansel geriet wie in meiner ersten Talkshow? Besonders erstrebenswert schien es mir nicht, durch solche eher peinlichen Spektakel zum YouTube-Star zu werden. Am Ende hatte ich tolle Verkaufszahlen, konnte mich aber bei keinem Kumpel mehr blicken lassen, weil ich überall als Lachnummer galt.

Und die Lesungen, von denen ich noch keine einzige vor Publikum absolviert hatte: Würde ich es genießen, vor fünfzig, hundert, fünfhundert Menschen auf der Bühne zu stehen? Fragen zu beantworten, Tipps zu geben? Auch mal Kritik auszuhalten, sei es direkt während der Veranstaltung, sei es tags darauf in einem womöglich ätzenden Verriss des Abends?

Das alles hatte ich mich schon mehrmals gefragt, wenn mir Mats von seinen Lesereisen erzählte. Da war nämlich keineswegs immer alles Rock 'n' Roll. Manches Hotelzimmer war eher Fado, und zum Frühstück konnte einen der Blues packen.

Ich klappte den Laptop zu, kochte ein paar Nudeln ab und verrührte sie mit Kräuterpesto aus dem Delikatessenladen. Ich aß ohne große Begeisterung, spülte mit Rotwein nach und verbrachte den Rest des Abends vor dem Fernseher. Als ich erwachte, flimmerte die neueste Ausgabe der Talkshow von Magnus Lenk über den Bildschirm. Wie immer deutete er auf seine Gäste, wenn er sie ansprach, mit dieser seltsamen Handhaltung, in der kein Finger tatsächlich auf den Gesprächspartner zeigte. Diesmal hatte er eine junge Politikern im Studio, die gerade in den Bundestag gewählt worden war. Daneben saßen ein Hirnforscher und ein Boxer, der vor zwei Wochen aus der Haft entlassen worden war, nachdem er seine Gefängnisstrafe wegen häuslicher Gewalt abgesessen hatte. Ich fragte mich noch, zu welchem Thema diese wild gemischte Gesellschaft wohl passen konnte, da schwenkte die Kamera auf die beiden letzten Gäste.

Roger Waludy lümmelte breitbeinig auf seinem Sessel, und neben ihm saß eine Frau, die das Alter und ungefähr das Aussehen von Anna hatte, aber nicht annähernd ihre Klasse. Sie ließ sich, als es um die Pläne für das gemeinsame Heinz-Erhardt-Remake ging, von Waludy unterbrechen, und einmal tätschelte er ihr sogar gönnerhaft den Oberschenkel. Lenk hatte das bemerkt, und seine Augenbrauen waren nach oben gegangen. Aber als er der jungen Schauspielerin die Gelegenheit geben wollte, gegen dieses Machogehabe aufzubegehren, verstand sie gar nicht, worauf er hinauswollte, und spulte weiter ihre auswendig gelernten Lobeshymnen auf den großartigen Roger Waludy und sein neues Projekt und ihren Stolz, Teil davon sein zu dürfen, ab.

Ich schaute die Talkshow zu Ende, dann schaltete ich das Gerät aus, stellte mich mit dem fast geleerten Weinglas ans Fenster und sah in die Nacht hinaus. Dort stand ich, bis mir das Handgelenk schmerzte. Ich trank das Glas aus und stellte es ab. Im Bett lag ich noch lange wach, und als ich meine Entscheidung getroffen und von allen Seiten begutachtet und bedacht hatte, waren durch das gekippte Fenster schon die ersten Vögel zu hören.

So zufrieden war ich schon lange nicht mehr eingeschlafen.

Gegen elf Uhr wachte ich auf, drehte mich aber noch einmal um und schlief weiter. Kurz nach vierzehn Uhr fühlte ich mich wach genug, um zu frühstücken. Noch bevor ich den Kaffee ausgetrunken hatte, schrieb ich Mats eine Textnachricht und schlug ihm vor, mich am frühen Nachmittag am Chinesischen Turm zum Essen zu treffen. Dadurch würde ich nicht bis zum Abend damit warten müssen, ihm von meinem Entschluss zu erzählen – und ohne Wein, Balkon und alte Geschichten könnten wir diesmal vielleicht auch gleich das Gejammer weglassen, mit dem meine Abende mit Mats sonst verlässlich endeten.

»Du hast eine Idee für deinen neuen Ratgeber?«, echote er, als ich das Gespräch eröffnet hatte.

Vor uns dampften halbe Hähnchen, und der erste Schluck Bier hatte uns ordentlich Appetit darauf gemacht. Mats gab vor, sich für mich zu freuen. Aber ihm war anzusehen, dass der Verlag ihn wohl endgültig fallen lassen würde, wenn sie meinen nächsten Ratgeber unter Vertrag hatten und ihn damit nicht mehr zwingend brauchten, um das lukrative Segment Lebenshilfe abzudecken.

»Ich hab auch schon die ersten Kapitel geschrieben«, sagte ich und tätschelte den Rucksack, den ich neben mich auf die Bank gelegt hatte.

»Toll«, brummte er, zupfte ein erstes Stück vom Hähnchen ab und schob es sich in den Mund.

»Kurz gesagt, rät das Buch den Lesern, sich nicht auf die Ratschläge anderer zu verlassen.«

Er stutzte, dann kaute er weiter, und sein fett glänzender Mund verzog sich zu einem Grinsen.

»Dass das ein Widerspruch in sich ist, weißt du schon, oder?«

»Ja. Ähnlich wie der, dass ich ganz schön viel Stress damit hatte, anderen Leuten die Langeweile schmackhaft zu machen.«

Wir lachten, aßen und tranken, und Mats war anzusehen, wie er sich über meine Idee amüsierte, wie er zwischendurch aber auch immer wieder wehmütig wurde, weil er seine Felle schon in ziemlicher Ferne schwimmen sah.

»Hast du keine Angst, dass ich die Idee so gut finde, dass ich sie dir klaue?«, fragte er schließlich. »Ich bin sehr schnell im Schreiben, wenn ich mich mal an einem Thema festgebissen habe.«

Er schlug seine Zähne wie zur Bestätigung in den Schlegel, den er abgerissen hatte. Ich lächelte entspannt.

»Und wenn ich gleich nachher Thomas Gruber oder Isa

Franke anrufe«, fuhr er fort, »und ihnen von ›meiner‹ Idee erzähle, hätte ich ohnehin die Hand auf dem Thema.«

»Das machst du nicht«, erwiderte ich und schüttelte den Kopf. »Wobei du, im Grunde genommen, genau das tun sollst.«

Dann lachte ich und prostete ihm zu. Er sah mich verständnislos an.

»Schau, Mats, du hast mir doch all diese Geschichten erzählt, von deinen Lesereisen, davon, wie du die Auftritte genießt, und dass dich das für all das weniger Schöne entschädigt, das eben auch zu deinem Job als Autor von Ratgebern gehört. Ich habe mir vorzustellen versucht, wie ich das wohl finden werde. Wie ich mich vor Publikum schlagen werde. Wie viel Spaß es mir machen könnte, in unzähligen Interviews immer wieder dieselben Fragen zu beantworten, in Talkshows zu sitzen und für mein neues Buch zu werben, das natürlich mein bisher wichtigstes ist, und mir zugleich Ideen aus den Fingern zu saugen, aus denen ich meinen nächsten Bestseller machen könnte.«

Er zuckte mit den Schultern.

»So läuft das eben.«

»Ja, so läuft das, und du hast Spaß daran. Aber ich …«

Ich machte eine Pause, und Mats dachte nach.

»Und du eher nicht«, sagte er schließlich.

»Genau. Und deshalb wollte ich dir etwas vorschlagen.«

Mats blinzelte.

»Du willst mir dein Thema überlassen?«

Ich nickte.

»Warum solltest du mir diese Idee schenken? Zumal du ja schon die ersten Kapitel geschrieben hast?«

»Von schenken ist nicht die Rede.«

Jetzt ahnte er, worauf ich hinauswollte.

»Du gibst mir die Idee und willst, dass ich dich an den Tantiemen beteilige?«

»So ähnlich. Du hast ja seit einiger Zeit das Problem, dass du kein Thema für deinen nächsten Ratgeber findest. Hattest du das früher schon mal?«

»Manchmal brauchte ich ein bisschen, bis ich wusste, worüber ich schreiben sollte. Aber so schwer wie diesmal fiel es mir noch nie. Das fühlt sich an wie eine Blockade, das macht mir richtig Angst.«

»Und das Schreiben?«

»Na ja, wie es halt so ist: Mal läuft's, dann wieder quälst du dich mit jeder Seite. Aber es geht schon.«

»Und was macht dir am meisten Spaß?«

»Wie du vorhin schon gesagt hast: Lesereisen, der Kontakt mit den Lesern.« Er lächelte versonnen. »Und den Leserinnen.«

»Und jetzt stell dir einfach vor, du würdest auch weiterhin die Lesereisen machen, würdest weiterhin vor Publikum auftreten, Bücher signieren, Interviews geben. Du würdest auch weiterhin deine Ratgeber schreiben, hättest aber für die Tage, an denen es nicht so gut läuft, jemanden, der mitschreibt, mit dem du dich austauschen kannst. Und zugleich auch jemanden, der mit dir zusammen nach Themen sucht, aus denen sich weitere Ratgeber machen ließen.«

Er sah mich nachdenklich an, schließlich konzentrierte

er sich für eine Weile auf Brathähnchen und Bier, bevor er sein Besteck beiseitelegte und mir in die Augen sah.

»Wir würden also ein Autorenteam bilden?«

»Hinter den Kulissen, ja. Offiziell wäre jeder Ratgeber allein von Mats Fermin. Ich möchte auch nicht, dass es Thomas Gruber und der Verlag wissen. Ich werde offiziell als Autor aufhören. Wenn mein Name auch auf dem Cover steht, dauert es außerdem sicher nicht lange, bis der erste Veranstalter oder Fernsehsender auch mal den anderen Autor ins Rampenlicht holen will. Darauf verzichte ich gern.«

»Da bist du sicher?«

»Absolut.«

»Und welchen Anteil an den Tantiemen stellst du dir vor?«

»Da werden wir uns schon einig werden.«

Ich öffnete den Rucksack, holte das Manuskript der ersten Kapitel heraus und gab es Mats.

»Lies das erst mal und gib mir Bescheid, ob du damit etwas anfangen kannst.«

Mats schickte mir noch am selben Abend einen erhobenen Daumen aufs Handy. Dann telefonierten wir, und nach einer Viertelstunde hatten wir uns auf eine Aufteilung der Tantiemen verständigt.

Thomas Gruber nahm die Neuigkeit mit gemischten Gefühlen auf.

»Dann waren also die ganzen Schulungen für die Katz?«, fragte er, nachdem er eine Weile darüber nachgedacht hatte.

»Na ja, für die Interviews konnte ich das Training schon anwenden, auch die beiden Talkshows hätte ich ohne Übung sicher nicht so ordentlich durchgestanden. Und wenn ich den Vertrag richtig verstanden habe, wird ein Großteil der Schulungen ohnehin mit meinen Tantiemen verrechnet – also habe ich sie unter dem Strich selbst bezahlt.«

Er nickte.

»Stimmt auch wieder. Aber auch, wenn der Verlag alle Kosten allein getragen hätte: An *Powerboring* haben alle Beteiligten genug verdient, um den Aufwand wieder einzuspielen. Da müssen Sie sich keine Sorgen machen.«

»Freut mich zu hören.«

»Werden Sie die vereinbarten Lesungen noch machen?«

»Nicht, wenn es sich vermeiden lässt.«

»Ich kläre das. Hoffentlich gibt das keinen Ärger mit den Veranstaltern.«

»Mats Fermin hat sich übrigens schon bereit erklärt, für die Lesetermine einzuspringen, wenn das gewünscht wird.«

»Na ja, Fermin … Der Verlag wartet schon ziemlich lange darauf, dass er endlich mit einem neuen Thema rausrückt. Das sollte er in seinem eigenen Interesse nicht mehr lange hinauszögern. Können Sie ihm nicht mal gut zureden?«

»Hab ich schon versucht, aber …«

Gruber verzog das Gesicht.

»… aber es hat sich herausgestellt, dass das gar nicht nötig war.«

Er schaute mich verblüfft an.

»Mats arbeitet bereits an einem neuen Buch. Das Thema

wird er Ihnen und dem Verlag in den nächsten Tagen vorstellen, und er hat wohl auch schon einige Kapitel geschrieben.«

»Endlich. Darf ich es schon wissen, oder muss ich ihm gegenüber überrascht tun?«

»Sie dürfen es natürlich wissen, aber dem Verlag will er die gute Nachricht selbst überbringen.«

»Das kann ich mir vorstellen.«

Mats hatte seinen Termin im Verlag einen Tag vor mir. Isa Franke nahm sein neues Thema und die vorgelegte Leseprobe begeistert auf. Deshalb war die Lektorin tags darauf zwar enttäuscht, dass ich ihr keinen weiteren Ratgeber anbieten wollte. Aber nachdem ich ihr versichert hatte, dass ich auch für keinen anderen Verlag schreiben würde, ging sie doch relativ entspannt mit der Nachricht um.

Während Mats an unserem Ratgeber weiterschrieb, den alle ausschließlich für seinen halten sollten, machte ich mich daran, die Zelte in München geordnet abzubrechen. Ich ließ Gruber die Wohnung kündigen und verabschiedete mich von seinem Mitarbeiter, der mit mir die Interviews für diejenigen Journalisten produziert hatte, die sich mit vorgefertigtem Material zufriedengaben. Ich rief Lisa an, die mich während des Talkshow-Trainings betreut hatte, und bedankte mich für ihre Unterstützung. Ich telefonierte sogar mit dem Mitarbeiter von Lulu Bergs Produktionsfirma, der mit seinem Kollegen noch immer darüber nachdachte, ob mein Ratgeber eine Idee für eine Fernsehshow abwarf.

»Falls Ihnen dazu noch etwas einfällt: Thomas Gruber wird meine Rechte an *Powerboring* weiterhin vertreten, rufen Sie ihn einfach an, wenn es Fragen gibt.«

So hatte ich das mit Gruber verabredet. Ich fand es unsinnig, unsere Mitarbeit zu kündigen. Und mein Agent fand es ebenfalls gut, dass er auch weiterhin der Ansprechpartner für alle sein würden, die mit *Powerboring* etwas vorhatten. Und dass er an allen weiteren Einnahmen aus dem Ratgeber wie bisher beteiligt sein würde, fanden wir beide nur fair.

Stunden nach meinem Telefonat mit dem Show-Erfinder ging eine kurze Textnachricht auf meinem Handy ein, dessen Absender ich nicht unter meinen Kontakten gespeichert hatte.

»Ihnen alles Gute, liebe Grüße auch von meiner Frau, Lulu.«

Zur Sicherheit fügte ich Lulu Bergs Handynummer meiner Kontaktliste hinzu, ich rechnete aber nicht damit, sie jemals zu nutzen. Nur dieses eine Mal tat ich es und bedankte mich artig für die Wünsche.

Adele Gwandtner hatte erst am nächsten Tag Zeit, sie lud mich für den frühen Abend zum Essen zu sich ein. Es gab Pasta mit einer herrlichen Gemüsesoße, dazu Wasser und Bier von einer kleinen Brauerei zwei Dörfer weiter.

»Schade, dass Sie nun gar nicht anwenden wollen, was Sie von mir gelernt haben«, sagte sie zwischen zwei Bissen, aber sie schien mir meine Entscheidung nicht übel zu nehmen.

Wir unterhielten uns lange, und sie erzählte mir, dass sie vor der Veröffentlichung ihres ersten Romans jahrelang als

Schauspielerin gearbeitet hatte. Die Bühnenerfahrung kam ihr für Lesungen aus ihren Romanen zugute, und später verband sie beide Kunstformen und absolvierte Tourneen mit literarischen Programmen, für die sie von Musikern begleitet wurde.

»Irgendwann wusste ich sehr genau, wie man ein Publikum für sich einnehmen kann, aber nach all den Jahren hatte ich erstens keine Lust mehr dazu – und zweitens war mir das ständige Reisen zu mühsam geworden. Deshalb war ich ganz froh, als sich der erste Autor an mich wandte und von mir lernen wollte, wie man Lesungen spannend und strukturiert aufzieht. Das wurde dann erfreulich schnell zu meinem zweiten Standbein neben den Romanen – und selbst lese ich nicht mehr öffentlich, mache nur ganz selten mal eine Ausnahme, wenn es für einen guten Zweck ist, der mir zusagt.«

Es stellte sich übrigens heraus, dass sie Engelbert Duse kannte. Vor Jahrzehnten hatten sie mal drei Jahre lang zum selben Ensemble gehört, und sie erinnerte sich offensichtlich sehr gern an diese Zeit an einem kleinen Stadttheater. In Gedanken stellte ich mir die junge Adele und den jungen Engelbert vor, was mir in ihrem Fall eher gelang als in seinem.

»Grüßen Sie mir den Engelbert, bitte, falls Sie ihn mal wieder treffen.«

Sie sagte das mit einem seligen Lächeln, und ich hätte darauf wetten können, dass die beiden damals am Stadttheater nicht nur Kollegen gewesen waren. Adele Gwandtner winkte mir nach, und als ich mich noch einmal umdrehte, bevor die nächste Ecke mich aus ihrem Blickfeld bringen würde, stand sie noch immer lächelnd in der Haustür.

Meine Eltern waren hin- und hergerissen, was sie von meiner Entscheidung halten sollten.

»Was willst du jetzt machen?«, fragte mein Vater

»Wovon willst du leben?«, fragte meine Mutter.

Um meine finanzielle Situation musste sich einstweilen niemand Sorgen machen. Mein Buch würde noch eine Weile Tantiemen abwerfen, und dank der Einnahmen durch meinen Ratgeber hatte ich schon eine schöne Summe auf die hohe Kante legen können. Also brauchte ich erst einmal keine Unterstützung von meinen Eltern. Im Gegenteil, ich gab ihnen etwas von meinem Ersparten ab, damit die dringendsten Reparaturen am Haus erledigt werden konnten.

Und ich führte sie ein paarmal aus. Unter anderem besuchten wir ein Ein-Personen-Theaterstück mit Engelbert Duse. In meiner Heimatstadt genossen die Auftritte von Duse in *Der Kontrabass* seit vielen Jahren Kultstatus, aber inzwischen hatten wohl alle das Stück schon oft genug gesehen, denn an diesem Abend blieben viele Sitzplätze leer. Das wirkte besonders traurig, weil die Aufführung ohnehin in einem kleinen Saal stattfand, in dem Hinterhoftheater, in dem Duse mir Sprechunterricht gegeben hatte. Und so stand und saß und ging der gealterte Mime auf derselben Bühne, auf der ich versucht hatte, richtig zu atmen und mit Konsonanten auf einen Punkt vor meinem Zeigefinger zu schießen.

Duse war in Hochform, wobei ich mich dafür auf das Urteil meiner Mutter verlassen musste. Ich kannte ihn nur aus dem Fernsehen. Sie dagegen hatte vor einigen Jahren ein Kulturabo und war mit ihren damaligen Freundinnen häufiger in Vorstellungen mit Engelbert Duse gegangen. Der Applaus war lang, Duse verbeugte sich mehrmals, aber als das Licht im Zuschauerraum anging, bevor er die Bühne verlassen hatte, erkannte er mich und stand kurz danach vor meinen Eltern und mir.

»Daniel, wie schön, Sie mal wiederzusehen!«, rief er aus.

Meine Mutter machte große Augen, weil ihr einer ihrer Stars so nahe war. Als Duse das aus den Augenwinkeln bemerkte, wandte er sich ihr sofort zu, deutete eine Verbeugung und einen Handkuss an.

»Ah, mein Lieber, Ihre Schwester haben Sie auch mitgebracht …«

Papa rollte mit den Augen, musste aber grinsen, als Duse ihm zuzwinkerte. Mama zierte sich ein wenig.

»Hat Ihnen das Stück gefallen?«, fragte er sie.

»Ja, wie immer. Ich habe Sie schon mehrmals im *Kontrabass* gesehen, früher auch ab und zu als Karl Moor.«

»Oh, dass ich den Helden in Schillers *Räuber* spielen durfte, ist aber schon sehr viele Jahre her! Zuletzt wurde ich nur noch als dessen Vater engagiert.«

Er lachte, dann kam ihm eine Idee.

»Haben Sie denn noch etwas Zeit, oder müssen Sie gleich wieder nach Hause? Ich habe nämlich großen Hunger und möchte etwas essen gehen – würden Sie mich begleiten?«

Mamas Augen leuchteten, Papa gab sich einen Ruck, und

ich wollte ohnehin noch ein wenig mit Duse reden. Wir landeten in einem Steakhaus, und der Schauspieler verdrückte eine große Portion überraschend schnell.

»Ich soll Sie übrigens von Adele Gwandtner grüßen«, sagte ich irgendwann.

Er stutzte nur einen Moment lang, dann legte sich ein Lächeln auf sein altes Gesicht, das mich sehr an die Miene seiner einstigen Kollegin erinnerte.

Wir verbrachten in dem Lokal einen sehr angenehmen Abend zu viert, Engelbert Duse raunte meiner Mutter im Hinausgehen noch zu, dass sie auf ihren Sohn durchaus stolz sein könne.

»Er atmet wunderbar, wenn er sich konzentriert«, sagte er, dann verbeugte er sich noch einmal, als hätten wir ihm auf dem Gehweg applaudiert, und ging in die Nacht davon.

Eine Woche später bezog ich wieder mein WG-Zimmer. Anders als zuletzt konnte ich jetzt wieder ohne Probleme ausschlafen, aber an einigen Tagen stellte ich mir sogar den Wecker. Ich hatte nicht mehr so richtig Lust auf mein bisheriges Studium. Studieren an sich fand ich nach wie vor prima, aber ich wollte mir ein neues Fach suchen, und so saß ich als Gast in Vorlesungen ganz unterschiedlicher Fakultäten. Dadurch kam ich auch regelmäßig zu spät zum Treffen im *Bogey.* Anfangs waren Hoby und die anderen etwas verwirrt. Zuletzt hatten sie mich lange gar nicht mehr gesehen, weil ich ständig irgendetwas zu tun hatte. Jetzt war ich zwar wieder da, schien die Sache mit dem Studium aber ernster zu nehmen als früher.

»Ist mit dir alles in Ordnung?«, fragte Frans.

»Mir geht's gut so weit, danke. Aber allmählich macht es mich ein bisschen unleidig, dass ich noch keinen Studiengang gefunden habe, zu dem ich so richtig Lust habe.«

»Dann mach doch einfach mit deinem alten Studium weiter. Da hat dich das nicht gestört.«

»Ich weiß auch nicht … Seit ich diesen Ratgeber geschrieben habe, würde ich gern etwas Sinnvolles mit meinem Leben anfangen. Und eben etwas studieren, das mir Spaß macht, das mich für einen sinnvollen Beruf ausbildet und das mich genug interessiert, dass ich dafür morgens gern aufstehe.«

»Mit dir ist also *nicht* alles in Ordnung«, gluckste Frans.

Hoby, Seb und Gerry lachten, und schließlich lachte ich mit und gab eine Runde aus.

Shari und ihre Freundin holten sich nach wie vor im *Bogey* ihren Coffee to go, und nach ein paar Tagen fasste ich mir ein Herz, ging zur Theke und sprach Shari an.

»Wie geht's dir?«, fragte ich, weil mir nichts Besseres einfiel.

»Ganz gut, und dir?«

»Ich weiß noch nicht recht, was ich künftig studieren soll, aber sonst geht's mir prima.«

Sie sah mich erstaunt an, aber ich winkte nur lachend ab.

»Schon klar, du wunderst dich, dass ich plötzlich etwas studieren will, das mich interessiert.« Ich deutete hinter mich. »Geht den anderen nicht anders.«

Es wurde ein entspanntes Gespräch, und als sich Shari von mir verabschiedete und nach draußen ging, war zwischen uns alles ausgeräumt. Ein gutes Gefühl. Und als ich Shari nachsah, gab es mir keinen Stich, dass wir nicht mehr zusammen waren.

Der Stich, den ich spürte, hatte mit einer jungen Schauspielerin aus München zu tun.

Eines Nachmittags – ich hatte inzwischen drei mögliche Studiengänge in der engeren Wahl – rief meine Mutter an.

»Papa und ich haben doch in diesem Jahr runden Hochzeitstag. Wir dachten, wir feiern den mit einem Wellness-Wochenende in dem Hotel, in dem wir unlängst am Bodensee gewohnt haben. Aber am Wochenende darauf würden wir gern die Familie einladen. Kommst du auch?«

»Klar komme ich.«

»Bringst du jemanden mit?«

»Nein. Sollte ich?«

»Nur, wenn du gerade eine Freundin hast.«

»Hab ich nicht, ich komm allein.«

Und so kam ich am Tag der Familienfeier mit dem Zug in meiner Heimatstadt an. Diesmal nahm mich niemand mit, aber ich genoss den Spaziergang von der S-Bahn-Station bis zum Haus meiner Eltern. Das Wetter war trocken und nicht zu windig.

Vor dem Reihenhaus meiner Eltern, das inzwischen neu verputzt war, sah ich einige bekannte Fahrzeuge. Den alten Kombi meines Vaters und den etwas weniger alten Kleinwagen meiner Mutter. Meine Schwester Yvonne war gekommen, und ich hoffte auch diesmal inständig, dass sie im Van höchstens ihren nervigen Mann Robert und nicht auch noch die anstrengenden Blagen mitgebracht hatte, deren Namen in knallbunter Comicschrift die Heckklappe zierten. Der Jeep mit dem Aufkleber »Jäger retten Leben« gehörte meinem Patenonkel Erwin, der sich inzwischen die Hüfte hatte richten lassen, aber trotzdem nur noch mit dem Geländewagen »auf die Pirsch« ging und begeistert wie immer über die Waldwege der Umgebung jagte. Auch der verbeulte Corolla von Tante Lydie, die eigentlich mit keinem von uns verwandt war, stand an seinem Platz. Das erinnerte mich an das kleine Fest zu meinem dreißigsten Geburtstag, dessen Folgen mein Leben so gründlich verändert hatte, wie ich es nicht für möglich gehalten hatte.

Der flaschengrüne Jaguar meines alten Schulfreunds stand heute nicht quer vor der Garageneinfahrt, diesmal konnte ich alle geparkten Fahrzeuge zuordnen.

Mama begrüßte mich freudig, auch Papa war bester Stimmung, und beide grinsten mich an, als hätte ich einen grotesken Hut auf dem Kopf.

»Ist was?«, fragte ich. »Habe ich Senf in den Haaren?«

»Nein, nein, alles gut«, sagte Mama. »Wir freuen uns nur, dass du da bist.«

»Wir freuen uns nur«, echote Papa.

Irgendetwas stimmte mit den beiden nicht, aber wenn sie nicht mit der Sprache rausrücken wollten, ließ ich es jetzt eben dabei bewenden.

Tante Lydie stand mit Onkel Erwin in der Küche. Vor sich hatten sie ein Serviertablett stehen, auf das sie Teller, Besteck und Servietten luden. Außerdem halfen sie meiner

Mutter, Salat und Gemüse klein zu schnippeln. Zwischendurch prosteten sie sich mit Biergläsern zu, die sie immer wieder nachfüllten.

Meine Schwester Yvonne hatte zum Glück die Kinder irgendwo anders gebunkert, schade war nur, dass nicht ihr Mann Robert daheim geblieben war, um auf sie aufzupassen. Er saß mit seiner Frau im Wohnzimmer und erzählte ihr, was heute und gestern in seiner kleinen Werbeagentur passiert war. Als ich Gläser aus der Vitrine holte, bekam ich beiläufig mit, dass es dasselbe war wie immer: nichts.

Etwa eine Stunde nach meiner Ankunft war der Tisch gedeckt, das Essen fertig und alle hungrig genug, um sofort Platz zu nehmen. Doch meine Eltern schauten immer wieder aus dem Fenster, als ob sie noch jemanden erwarteten. Würde womöglich noch jemand Yvonnes Blagen vorbeibringen?

Als wir uns trotzdem endlich setzten, blieb neben mir ein Stuhl frei. Das war zu wenig Platz für Yvonnes Brut, immerhin. Aber wer würde noch kommen? Tommi, womöglich? Ich fragte meinen Vater danach, aber er schüttelte nur den Kopf und sagte kein Wort.

Noch wurde kein Essen aufgetragen, und als ein Auto vor dem Haus hielt, sprang meine Mutter auf und flitzte zur Haustür. Auch mein Vater hatte sich erhoben und lugte zu dem Wagen hinaus. Meine Schwester und ihr Mann wirkten genauso ahnungslos wie ich, aber Lydie und Erwin zwinkerten sich unablässig zu und musterten mich zwischendurch amüsiert. Schließlich richteten sich alle Blicke zur Zimmertür, und dann drehte auch ich mich um.

Zwischen meinen Eltern stand Anna und lächelte etwas schüchtern in die Runde.

Ich erhob mich langsam, um die Überraschung zu verdauen, dann ging ich ebenso langsam auf Anna zu, die mir zögernd entgegenkam.

»Hallo, Daniel, deine Eltern meinten …«

Weiter kam sie im Moment nicht. Meine Mutter war in der Küche verschwunden, mein Vater führte Anna zu dem freien Stuhl neben mir, nannte für die anderen am Tisch kurz ihren Vornamen und ging dann ebenfalls in die Küche. Ich stand noch da wie bestellt und nicht abgeholt, und als ich endlich daran dachte, meinen Eltern zu helfen, kamen die beiden auch schon zurück, beladen mit Vorspeisen und Salat.

»Setz dich, Junge«, kommandierte Papa, und dann wurden die Teller vollgepackt.

Anna ließ sich auch Dinge aufladen, die sie nicht besonders mochte, und sie bedankte sich zuckersüß dafür. Offenbar wollte sie bei meinen Eltern einen guten Eindruck hinterlassen, was für mich zu sehr angenehmen Schlussfolgerungen führte.

Allmählich kam eine Unterhaltung in Gang. Yvonne fragte Anna, ob sie sich schon einmal getroffen hätten, in der Kita oder vor der Grundschule, denn irgendwie komme sie ihr bekannt vor. Noch ehe Anna ihr erklären konnte, woher meine Schwester sie möglicherweise kannte, begann Robert, von seiner Werbeklitsche zu erzählen.

»Danke, Robert«, sagte mein Vater nur und sah ihn streng an.

Robert stutzte kurz, dann fuhr er fort.

»Robert!«, wiederholte Papa, nun schon etwas lauter.

Diesmal ließ Robert gar keine Pause, denn er beschrieb gerade ein Logo, das er für einen Flaschnerbetrieb entwarf. Wenn er so schlecht designte, wie er erzählte, würde der Installateur ihm vermutlich aus Rache alle Wasserrohre durchsägen. Mein Vater sah Robert an, als fasse er es nicht, dass der den Hausherrn einfach ignorierte.

»Auf geht's, wir singen«, krähte nun Tante Lydie dazwischen.

Sie wollte Papa eigentlich nur helfen, und wirklich war Robert durch den Ruf der leicht angeschickerten Frau für einen Moment irritiert. Dann wollte er schon wieder weitersprechen – da klatschte die flache Hand meines Vaters auf die Tischplatte, dass Besteck, Teller und Gläser nur so schepperten.

»Hier wird jetzt N-I-C-H-T gesungen!«, rief er. »Und wenn ich an diesem Tisch noch ein Wort von deiner lausigen Agentur höre, Robert, werfe ich dich eigenhändig aus dem Haus!«

Robert starrte meinen Vater mit offenem Mund an. Yvonne legte ihm eine Hand auf den Unterarm und schluckte trocken. Erwin und Lydie schluckten auch, allerdings nicht trocken. Danach ließen sie sich von Mama nachschenken, die auch ein wenig erschrocken wirkte. Ich warf Anna einen kurzen Blick zu. Sie beugte sich zu mir.

»Auf das Thema Langeweile bist du auf jeden Fall nicht hier am Tisch gekommen«, flüsterte sie.

»Wir haben einen Gast«, sagte mein Vater, diesmal in

normaler Lautstärke, und außer seinem leicht geröteten Gesicht und einem Fleck aus verschütteter Salatsoße neben seinem Teller erinnerte nichts mehr an den Ausbruch von eben. »Wir werden uns heute also bitte besonders nett benehmen, ja? Und wenn jemand etwas erzählen soll, dann würde ich mich sehr freuen, wenn Anna von ihrem Beruf erzählen würde. Sie ist nämlich Schauspielerin.«

Yvonne riss die Augen auf und sah Anna an. Offenbar ging sie in Gedanken alle Annas durch, die sie aus dem Fernsehen kannte. Anna lächelte sie an und formte stumm ihren Nachnamen mit den Lippen. Es dauerte noch einen Moment, dann sah man geradezu, wie Yvonne ein Licht aufging.

»Anna Hoog?«

Anna nickte.

»Oh, wie toll!«

Damit verstummte sie und strahlte Anna an.

»Oder wir lassen Daniel erzählen«, meldete sich Papa wieder zu Wort. »Auch er hat einiges erlebt seit seinem dreißigsten Geburtstag.«

Mama nickte.

»Er hat Mats Fermin kennengelernt«, rief sie aus.

Yvonne, Robert, Lydie und Erwin sahen sie fragend an.

»Den erfolgreichen Ratgeberautor.«

Sie schienen ihn nicht zu kennen.

»Und Engelbert Duse«, zog meine Mutter den letzten Trumpf aus dem Ärmel, und nun nickten zumindest Tante Lydie und Onkel Erwin wissend.

Es wurde ein schöner Abend. Die Gespräche gingen

hin und her, irgendwann raffte sich sogar Robert auf und steuerte sein Wissen über Kinofilme bei, in denen Werbeagenturen eine Rolle spielten. Gegen zehn verabschiedeten sich Yvonne und Robert, um den Babysitter abzulösen. Und wie immer schliefen Tante Lydie und Onkel Erwin wenig später ein, mussten von meinen Eltern geweckt und zur Tür gebracht werden. Auf der Straße wartete ein Taxi mit laufendem Motor.

Wir winkten den beiden noch hinterher, dann wurden meine Eltern sehr plötzlich sehr müde. Sie schafften es gerade noch, mit uns zusammen abzuräumen und die Spülmaschine zu starten, dann nahm das Gähnen auffällig überhand.

»Ihr könnt ja noch ein bisschen aufbleiben«, flötete meine Mutter. »Ich habe Kaffee aufgesetzt, und Wein ist ja auch noch da.«

»Gute Nacht«, sagte mein Vater. »Sehen wir Sie beim Frühstück?«

Anna lächelte nur.

Mein Vater legte den Arm um meine Mutter, und dann gingen sie eng umschlungen die Treppe hinauf. Ich stand etwas verdattert da. Anna schob mich zur Couch und holte unsere Weingläser vom Esstisch.

»Was für eine Überraschung, dich hier zu sehen«, sagte ich.

Vier Stunden zuvor wäre das wirklich spontan gewesen.

»Eine schöne, hoffe ich.«

»Eine sehr schöne, Anna. Aber wie kommt es, dass du hier bist und den Hochzeitstag meiner Eltern mitfeierst?«

»Das ist eine dieser berühmten längeren Geschichten.«

»Das macht nichts. Wir haben Zeit. Wir haben Wein und Kaffee.«

Anna schenkte uns nach, dann begann sie zu erzählen.

»Mir tat das schnell leid, was ich dir an unserem letzten Abend in München an den Kopf geworfen habe. Eigentlich schon, als ich es sagte. Aber in diesem Moment war ich so wütend, war so überzeugt, dass ich meine Karriere in den Sand gesetzt hatte, weil ich einem Rat von dir gefolgt war ...«

»... den dir auch mein Agent so gegeben hätte.«

»Und viele andere, vermute ich. Inzwischen bin ich heilfroh, dass ich mit dieser Produktion nichts zu tun habe. Es gibt wohl doch wieder Schwierigkeiten mit der Finanzierung, und der männliche Hauptdarsteller ist ausgestiegen, weil ihm einige von Waludys nachträglichen Änderungen am Drehbuch nicht gefallen haben. Was man in der Branche so über die Dreharbeiten hört, lässt auf ein Debakel schließen.«

»War mein Rat also doch nicht so schlecht.«

Anna verzog das Gesicht, und ich bereute meine Bemerkung schon. Aber sie ging nicht weiter darauf ein, sondern sprach weiter.

»Meine blöde Bemerkung, dass du lieber keine Ratgeber mehr schreiben solltest, bereue ich aber nicht erst, seit ich mehr über das Filmprojekt weiß. Erst behielt mein Dickkopf die Oberhand, und ich wollte dich auf keinen Fall anrufen. Solltest du dich doch bei mir entschuldigen, dachte ich mir – obwohl du ja gar nichts falsch gemacht hattest, sondern ich.

Und als ich endlich begriffen hatte, dass ich es war, die dich anrufen sollte, war ich überzeugt, dass die Geschichte mit einem Telefonat nicht aus der Welt zu schaffen war. Ich wollte in deiner Münchner Wohnung mit dir sprechen, doch da traf ich niemanden an. Die Nummer deiner Lektorin hatte ich noch, ihr hatte ich ja meine neue Handynummer durchgegeben, nachdem mir mein altes Handy gestohlen worden war. Sie wollte erst nicht mehr sagen, als dass du nicht mehr für den Verlag arbeitest. Dann rückte sie wenigstens mit der Telefonnummer deines Agenten raus. Der wiederum teilte mir mit, dass du in nächster Zeit nicht in München sein würdest. Er bot mir an, dir eine Nachricht von mir zukommen zu lassen – aber ich hatte Angst, dass du noch sauer auf mich bist und die Nachricht gar nicht beachtest.«

»Ich hätte dich angerufen, auf jeden Fall.«

»Das freut mich zu hören. Ich wollte es halt nicht riskieren, dass es mit uns nicht klappt wegen eines Anrufs, der ausbleibt. Und, wie gesagt: Ich war nicht der Meinung, dass wir das am Telefon besprechen sollten. Damit haben wir ja schon einmal nicht die besten Erfahrungen gemacht. Diesmal sollte alles gut laufen. Das war mir wichtig.«

Sie unterbrach sich, sah mich an.

»Das *ist* mir wichtig.«

Das freute mich noch mehr zu hören.

»Dein Agent wollte mir weder die Adresse deiner WG noch die deiner Eltern geben, aber er erwähnte nebenbei deine Heimatstadt und die Stadt, in der du studierst. Ich weiß nicht einmal, ob er sich einfach nur verplappert hat.«

»Thomas Gruber verplappert sich eher selten.«

»Schade, dass er keine Schauspieler vertritt. Ich bin ja immer noch auf der Suche nach einer Agentur, der ich vertrauen kann. Wie auch immer: Die Uni, an der du studierst, ist groß, wo sich deine WG befindet, weiß ich nicht – also habe ich es über deine Eltern versucht. In deiner Heimatstadt gibt es weniger als ein Dutzend Einträge mit deinem Familiennamen. Die habe ich durchtelefoniert, und irgendwann hatte ich einen Mann in der Leitung, dem der Vorname Daniel wirklich etwas sagte. Du hast ihm wohl auch von mir erzählt, er war jedenfalls sehr freundlich zu mir. Und nachdem wir ein paarmal telefoniert hatten, fragte er mich, ob ich an ihrem Hochzeitstag Zeit hätte. Hatte ich leider nicht, weil genau an diesem Wochenende die letzten Dreharbeiten zu meinem aktuellen Filmprojekt stattfanden. Also lud er mich für den Samstag drauf ein, tja, und jetzt bin ich hier.«

Ich überlegte, was ich dazu sagen sollte. Dann ließ ich es bleiben, nahm sie stattdessen einfach in den Arm und küsste sie. Das war wohl richtig gewesen, denn für eine sehr schöne Weile blieben wir ineinander verhakt und verschlungen und sprachen kein Wort.

»Mein Vater hofft ja, dich zum Frühstück wiederzusehen«, sagte ich danach und prostete ihr zu. »Dann wäre es doch sicher praktisch, du würdest gleich hierbleiben, oder?«

»Schon, ja.«

»Ich könnte dir einen Schlafplatz in meinem Jugendzimmer anbieten.«

»So etwas hat schon dein Vater angedeutet, als ich ihn vorhin fragte, ob er mir ein Taxi rufen könnte. Und deine Mutter stand dabei und hat nur gegrinst.«

»Da schau her, meine Eltern laden dich zu mir ins Bett ein. Das erleben Kinder ja eigentlich nicht so oft.«

»Erwachsene Kinder vielleicht schon.«

»Ach, wir sind erwachsen?«

»Mehr oder weniger.«

»Sollen wir nachschauen?«

Es wurde eine lange Nacht.